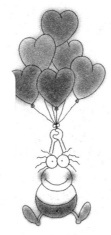

当爸妈变成小孩

全方位照顾失智老人

张静慧 黄惠如 著

长江出版传媒
湖北科学技术出版社

图书在版编目（CIP）数据

当爸妈变成小孩：全方位照顾失智老人 / 张静慧，黄惠如著. —武汉：湖北科学技术出版社，2018.1
ISBN 978-7-5352-9710-5

Ⅰ.①当… Ⅱ.①张… ②黄… Ⅲ.①阿尔茨海默病—护理—基本知识 Ⅳ.①R473.74

中国版本图书馆CIP数据核字(2017)第234457号

著作权合同登记号　图字：17-2017-307

版权所有 © 张静慧、黄惠如
本书版权经由天下生活出版股份有限公司授权
光明书架(北京)图书有限公司出版简体版权，
委任安伯文化事业有限公司代理授权
非经书面同意，不得以任何形式任意重制、转载。

责任编辑：王小芳		封面设计：烟　雨	
出版发行：湖北科学技术出版社		电　　话：027-87679468	
地　　址：武汉市雄楚大街268号（湖北出版文化城B座13-14层）		邮　　编：430070	
网　　址：http://www.hbstp.com.cn			
印　　刷：北京大运河印刷有限责任公司		邮　　编：101111	
880×1230　1/32	7印张		200千字
2018年1月第1版		2018年1月第1次印刷	
		定　价：35.00元	

本书如有印装问题可找本社市场部更换

目录

【推荐序】 集思广益的失智症照护全集　刘秀枝　9

　　　　　 打造一个让失智症患者安心生活的好所在　吴玉琴　13

【前言】　 这是一本简易的"说明书"

　　　　　 而不是复杂的"操作手册"　郎祖明　15

【引子】　 郎祖筠：什么都不怕，就怕爸爸忘了我　19

第一章　"人间孟婆汤"

失智症患者到底怎么了　36

・帕金森病也可能并发失智症　41

・失智症，全世界的挑战　44

是失智还是健忘　45

・老人突然胡言乱语，是失智吗　52

・健忘、郁闷……是失智还是忧郁　52

・更年期害女人忘东忘西　53

留心失智症的十大警讯 54

- 你在 1 分钟内可以说出多少种动物（或水果） 59

2 分钟，发现早期失智症 62

需要做哪些检查，才能确定失智症 65

- 多管齐下，将来可能更早发现失智症 71

越早治疗失智症，效果越好 74

- 轻度知能障碍需要治疗吗 78

谁是失智症的高危人群 80

- 父母都失智，儿女需要早点检查吗 82

12 个不会失智的生活习惯 83

这样吃，预防大脑老化 89

5 个保护大脑的饮食习惯 96

第二章　漫漫长路，有我陪你

给家属的3堂"行前讲习"　100
- 父亲得额颞叶型失智症，该提前退休吗　106
- 要告诉老人他失智了吗　107

如何跟失智症患者沟通　108
- 读懂患者的肢体语言　116

帮老人打造舒适安全的家　118
- 及早准备无障碍环境　122

7招克服轻度健忘　123

怎样帮老人增进食欲　126
- 帮老人做好口腔卫生　132

帮助老人在生活中复健　133
- 老人没兴趣参加活动怎么办　137

失智症患者如何做好财务规划　138

如何处理患者的问题行为　143

- 为什么失智症患者抗拒洗澡　155
- 为什么有些失智症患者特别难照顾　157
- 失智老人吃的抗精神病药物会不会越吃越多　157

防走失，家属多费心　160

用心选护理机构，家属不再愧疚　163

- 老人不愿去护理机构怎么办　170

善用安宁疗护，让他走好　173

- 感染、跌倒，失智症患者的两大威胁　177
- 安宁疗护能为失智症患者做什么　177

第三章　照顾者，请你也保重

照顾患者，更要疼惜自己　180

陪伴你，是我的福气　190

江宜桦：希望每一位失智老人都有一个喜欢的终老场所　192

Ella（艺人）：你忘记没关系，我帮你记得 193
苏妈妈：是我拖累他，不是他拖累我 196

替父母找照顾人员 199

吴秀纯：失智老人救了我 204
蔡文仁：从电脑维修到照顾失智老人 206

附　录　日本和瑞典如何应对失智症

失智，日本全国都在行动 210
5个关键决策，让瑞典人失智也安心 217

【推荐序】
集思广益的失智症照护全集

每次和五六十岁的朋友聚会时，家中有失智老人的总免不了谈起老人的情况并分享照顾的甘苦，让双亲没罹患失智症的朋友听了心生警惕并从中学习。说不定二三十年后我们当中也会有人患失智症，不免感慨今日我照顾失智老人，他日谁来照顾失智的我？

老龄化使得失智症患者不断增加，然而由于小家庭和少子化的普遍，照顾人力却逐渐减少，照顾者和社会的负担会越来越沉重，因此大家都需要了解失智症，以免将来遇到了，惊慌而无所适从。

《康健杂志》资深记者张静慧、副总编辑黄惠如编写的《当爸妈变成小孩：全方位照顾失智老人》一书，内容丰富，从失智症的预防、诊断、治疗、照护、伦理、财务、法律、护理机构以及与健忘的区别等议题，都做了详细的解说，并提供最新资讯和正确观念，书名副标题为《全方位照顾失智老人》，的确名副其实。

本书文字顺畅，编排鲜明，容易阅读，例如"留心失智症十大警讯"中所举的例子都非常贴切，令人印象深刻。又如文中提到，很多人会以"你知道我是谁，叫什么名字"来和失智老人互动，顺便测其失智的严重程度，其实最好是避免与失智老人玩这种"我是谁"游戏，而用正向、确定的语句告诉他你是谁，才不会增加患者的挫折感，也不会伤其自尊心。

我自己就曾被迫认输过一回，有次我自不量力地问当年重度失智的母亲"我是谁"，母亲看了我一眼说："你自己都不知道，我怎么知道？"可见失智老人虽然记忆严重减退，但某些生活智慧仍在，成语典故和睿智的语汇有时也会脱口而出。

活在当下，不担忧未来

本书与其他关于失智症书籍最大的不同是，作者访问了许多失智症的专业医护人员、家属、照顾者和照护员等，集思广益。

受访者都非常真诚、慷慨地分享其专业知识和个人经验，很多人还现身说法，因此书里有各式各样非常生活化且实用的失智症案例与因应之道。曾遭遇过类似情境的人，读了会心有戚戚焉；没有经历过的人，读了会恍然大悟，从中受益。

例如，谈到跟失智症患者的沟通技巧，一位家属一再强调沟通的态度比沟通的内容更重要。的确，失智老人最后可能不记得你了，但是根据你的态度、语气、眼神和举动，他能感受到你的爱、你的关心。对于失智症患者的财务管理，也有很实际的建议，例如要延长自己的"利用价值"，不要太早把财产分完，全给了子女，将来一旦要向子女伸手要钱，就可能没尊严了。

每位失智老人的情况都不同，而且同一位失智老人在不同时间点的症状和问题也不一样，因此许多照顾者都由实际照顾经验中揣摩出了一套方法，且要随机应变，并对个人进行心理调适。

照顾失智老人必须有长期"抗战"的心理准备，且要练就高智商，日子才能过得下去。例如要多看失智老人的"能"，对他的所能加以鼓励，使其尽量保留此能力，而不要聚焦在他的"不能"，徒增伤感。

失智症患者的认知和生活能力减退已经导致不好照顾，如果再出现精神行为异常，如妄想、躁动等会让照顾者精疲力竭。一位家属说，她调整情绪的方式是把失智的母亲当成自己的女儿，"我怎么会跟自己的孩子生气呢？"

有位70岁的朋友曾照顾她失智的母亲多年，我问她会不会害怕自己将来也患上失智症？她说她并不怕，因为陪着母亲走这条路多年，她知道失智症是怎么回事，可能遇到的问题是什么，而且已做好将来"活在当下，不记得过去也不担忧未来"的打算，可见心理有准备是多么重要。

我们一般人不见得有照顾失智老人的经验，但年老时有可能会患上失智症，因此在年轻时就应了解失智症，未雨绸缪，我很高兴看到这本关于失智症照护的书出版，并衷心推荐。

刘秀枝
（阳明大学教授、台北荣民总医院特约医师）

打造一个让
失智症患者安心生活的好所在

　　失智症早期称为"痴呆症",是一种渐进式的大脑认知功能退化综合征,不分男女,任何人都有可能罹患此症。而年龄是失智症的危险因子,据研究统计,80岁以上的老人罹患失智症比例高达20%。随着高龄者的长寿化,失智症对社会的挑战与日俱增;目前,失智症已成为全球共同议题,许多国家正在积极面对与讨论,如何让失智症患者能"享有尊严的生活""有品质的生活"。

　　在面对失智症的课题上,近年来社会上虽推出一些服务措施,但失智症的服务患寡又患不均,亟须出台全面的失智症政策以因应快速老化的社会需求。近年来政府在提供失智症的服务上,也不余遗力,包括失踪人口协寻的服务,其中家属通报协寻的走失人口中,失智症患者占了半数,因而我们推广预防走失"爱的手链",希望能防患于未然,预防失智症患者走失。

让失智老人活得有尊严

我们运用"中心方式评估法"及失智症照护指导员训练制度，提出"以失智症患者为中心"的照顾理念，培育失智症照顾指导员，并指导失智症照顾现场的实务工作者，改变其照顾理念，找出失智症患者保有的能（潜）力，让失智症患者活得像自己，活得有尊严。

我们也努力提升失智症患者照顾的质与量，近年来推动日间照顾中心的设置，特别加入单元照顾理念，提供失智症患者个别化照顾的服务；持续推动失智老人团体居家的照顾服务模式，让失智老人有一个像家一样温馨的住所，可以在家屋中过着符合个人步调的生活。

很荣幸能推荐《当爸妈变成小孩：全方位照顾失智老人》一书，这本书写出了失智症患者及照顾者的心声以及值得大家一起来关注的议题，通过许许多多的故事与提醒，让我们一起学习面对失智症，学习如何正确对待失智症患者，一起营造守护失智症患者及照顾者的友善环境，让他们能安心生活。

吴玉琴
（老人福利推动联盟秘书长）

【前言】
这是一本简易的"说明书"
而不是复杂的"操作手册"

凌晨4点,门铃声急促地响着,熟睡的我被不知响了多久的门铃声吵醒。我怒气冲冲地往大门走去,用力将门打开准备骂人,看见楼下的保安员搀着我父亲的手问我:"请问这位先生是您的家人吗?"顿时心中的怒气化成无尽的感谢,感谢保安员将半夜跑出门的父亲带回家。

将父亲接进家门,父亲还不断重复着:"我要去录影,要迟到了。"是的,我的父亲患了失智症,曾经在电视台工作的他,经常说要去录影。我问了外籍看护,怎么会让父亲溜出去?原来父亲连续三四天晚上不睡觉,看护也累瘫了,一时疏忽忘了锁门。"今天晚上我来照顾吧。"我说。

* * *

一直不敢相信,在电视台工作超过30年的好好先生会罹患失智症。因为一直无法接受,我告诉自己这是父亲在"演戏"!

但是当症状逐渐明朗，我的另一个担心出现了，担心他再也不认识我了，这对我来说是多大的痛啊！

很庆幸父亲还认得我，但是生活上的事却像跳针般时好时坏，有时像孩子般在椅子上排便，有时会任性地吵着要出门，半夜还会起来偷开冰箱，种种行径都让我不知如何是好。

家属需要简单易懂的教材

即使看了很多医师提供的参考资料，但实际发生了还是无法像操作手册般活学活用，我们相信这也是许多失智老人照顾者的心声，有没有什么个案可以参考？有没有什么简单易懂的说明可以实践？有没有哪些行为准则可以作为规范？如果其他家庭发生了，会怎样处理呢？有没有可能把我们自身的经验与别人分享呢？

当《康健杂志》来与我联系时，以上的疑问顿时化解，我很乐意与所有人分享照顾失智症患者的点点滴滴，因为每个家庭都是不同的个案，通过不同个案的分享，再配合专家解说，对于照顾者来说，是很直接的参考。简单的文字叙述，实际的案例分享，我相信对照顾者来说是一本很实用的教材。从最简单的如何与失智症患者说话，到家里的摆设，甚至带他出门的注意事项，都巨细靡遗地与所有人分享。照顾者在书里可以找到相同或类似的案例，减轻照顾者的心理负担。相信对于照顾者来说，这会是一本简易的"说明书"而不是复杂的"操作手册"。

除了感谢《康健杂志》记者的辛苦访问外,我们也要感谢那些无怨无悔、认真负责的看护,你们的付出让我们可以喘口气,也让我们可以更安心地工作,谢谢!

郎祖明

(非玩不可创意文化有限公司总监)

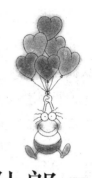

【引子】
郎祖筠：
什么都不怕，就怕爸爸忘了我

郎祖筠猛然接触到父亲的眼神,那眼神好像在说:你们不要我了吗?眼泪在他的眼眶里打转,她不敢再看父亲的眼睛……

"别人刺青的时候,都痛得哇哇叫,你怎么都不叫?你不觉得痛吗?"刺青师傅拿着针具,在郎祖筠的脚踝上细细地刺着一只麒麟,张牙舞爪,栩栩如生。血,一点点、一滴滴从皮肤渗出,照理说应该很痛,但郎祖筠竟能一声不吭,让经验丰富的刺青师傅深感好奇。

"我的心更痛!"郎祖筠不是没感觉,而是丧父之痛锥心刺骨,让她忘了皮肉痛。

她是演员,本来不该在身上留任何记号,以免混淆角色认同,这是对表演工作的尊重;但2010年5月中旬父亲去世,办完丧事后接近父亲节,各行各业铺天盖地的父亲节促销活动、广告,不停地"提醒"她想起老父,"我快疯了,想去撞火车!"一股力量促使她一定要做些什么来纪念父亲。她选择刺青,刺上一只麒麟,用这么痛的方式纪念父亲郎承麟。

"郎大方"的霹雳包里什么都有

郎承麟(因嫌笔画太多而自行改名为郎承林),1927年出生,祖籍辽宁锦州,原姓钮祜禄,隶属清朝满族八旗中的镶红旗，因钮祜禄氏的图腾是狼，在辽金时代就已经以"郎"作为汉译姓氏。到了郎承林祖父那一代，郎家被分封到南京，郎承林就在南京出生、长大，从师范学院体育系毕业，经历过南京大屠杀等重大历史事件。

1949年前后，郎承林在邮局工作，后来去了中国台湾省，从此落脚宝岛，先后在电影制片厂、文化工作队工作过，跟影视圈结下不解之缘。

郎承林在电视台美工组搭景班的工作时间最长，负责戏剧、综艺节目的布景及准备道具等工作，大家都喊他"郎叔"。

资深节目制作人陈君天曾在《点灯》节目中赞美郎承林工作非常认真，比如导演说要一个茶壶，郎承林会把道具间各式各样的茶壶都找出来让导演选，"遇到这样的人，工作多开心呀！他真是不可多得的电视从业人员。"

郎承林也非常照顾年轻艺人，总是关心他们饿不饿、渴不渴，帮忙张罗吃的喝的，顺道帮忙看看他们的梳妆打扮好不好看。他的腰间总挂着个腰包，就像机器猫的神奇口袋，从吃的、喝的，到针线包、感冒药都有，有人需要他就能马上变出来。

郎承林为人热心，是有名的"郎大方"，别人一句"小郎啊，我家马桶坏了"，他就跑去帮忙修理；他放在台视的单车是公用的交通工具，谁都可以骑；也常有亲戚来家里住，甚至曾因为替人作保而被连累，家具被法院查封。

乐观开朗，工作上又必须练就十八般武艺的郎承林，是女儿郎祖筠口中"爱玩、长不大的小孩"。郎祖筠回忆，父亲擅长美工、美术，还常练习一些别的手艺，比如玩扑克牌、变魔术、吞火，有时还在连续剧里客串角色；也喜欢搜集各种奇奇怪怪的东西，看将来能不能用来当道具，当年他在电视台还有个专门放这些东西的道具间。"第一支像真的、还会响的手机道具，就是我爸在专卖奇怪物品的杂货铺挖到的宝。"郎祖筠大笑。显然郎承林并不是个传统型的严父。

"红包事件"透露失智线索

太阳终归要西沉，生命的轨迹也终究要走到老年。郎承林在2003年近80岁时被发现罹患失智症，过去丰富的人生记忆，像关不住的水龙头，点点滴滴地流逝。"他以前精彩的人生被板擦擦掉了。"郎祖筠形容。

失智症，往往从记忆力衰退开始，它的蛛丝马迹，表现在生活细节中，不细心观察很容易被忽略。

那年过年，郎祖筠和弟弟郎祖明照例包红包给父亲，没想到不到1个星期后父亲竟又来要红包，抱怨"你们没有给我红包！"姐弟俩本来怀疑是不是父亲乱花钱，把红包花光了才这样讲，但他的态度又不像是如此。

还好郎承林的太太黄秋菱学护理，警觉性高，觉得不对劲，带他去看医师，才知道他患了失智症。

郎祖筠、郎祖明回忆，其实那段时间父亲确实有点反常，他的举动透露出失智症已悄悄来袭。比如郎承林喜欢跟朋友聚会，但却拖到深夜一两点才回家，急得家人出去找。后来他终于回来，说因为"忘记几点、搞不清楚时间"，才会这么晚回家。

郎承林有高血压、糖尿病，那时曾忘记吃药长达8个月；也会忘记自己吃过饭，抱怨太太没煮饭给他吃。

他也开始失去方向感，会迷路。有一次郎承林突然出现在剧团，要找郎祖筠，郎祖筠跟他说："爸，下次要来先讲一声，免得我不在。"老人一脸困惑地说："其实我不是要来找你，我是要去找你弟弟，可是忘了路，我还记得你的剧团在哪里，所以先来找你，再问你弟弟的办公室怎么去。"

郎承林身患好几种病，使其整体健康状况很糟糕。长年患糖尿病影响了郎承林的肾功能，2006年开始他需要每星期洗肾3次（由外籍看护推着轮椅搭康复巴士去洗肾）。

他以前是老烟枪，老年时长年为咳嗽所苦，咳到半夜都不能睡，必须让外籍看护帮他拍痰，也曾多次因为肺炎住院。"相较之下，失智症时好时坏，没有急剧恶化，是其他健康问题耗损了爸爸的身体。"郎祖筠感慨。她一再呼吁,从年轻时就要注意身体,否则将来自己、家人都受苦。

我要去看张小燕

失智症患者往往是短期记忆衰退（比如不记得刚说过的话、刚去过的地方、半小时前吃过饭），但某些很早以前的事却不会忘。

诊断为失智症后,郎承林有天突然说,他整个月的薪水被同事骗走了,害他连回家的车钱都没有！半世纪前的往事他记得一清二楚,越讲越生气。

郎祖筠先顺着他的话,过了一会儿,再掏出身上的钱,说："爸,贼抓到了,你看,你的薪水追回来了！"用小聪明抚平了老父的情绪。

他也记得老朋友。郎祖筠曾带他回电视台探张小燕的班,两人一见面他就开心地叫："小燕呀！"整个人精神起来,两人聊了好一会儿。

有次住院,郎承林突然要求："我要去隔壁病房！"郎祖明问："你要去做什么？"他毫不犹豫地回答："我要去看张小燕,她受伤开刀,我要去看她！"他记得老友,但事件（开刀住院）却是脑部退化造成的妄想。

甚至出院回家后，他还是嚷着"要去看张小燕"，郎祖明只好推着轮椅带他到外面遛弯。

走失是失智症患者家庭最担心，也是最害怕的事。照顾者一不留神，患者就不见踪影，接下来全家便陷入大海捞针的焦虑，而且类似的事可能一再发生。

郎承林也曾走失。某天夜里3点，外籍看护睡熟了，郎承林却睡不着，自己开门出去，跟着正好要出门的邻居离开社区大楼，嘴里直说"我要去电视台录影"，邻居觉得奇怪，而且不知道他住几楼，便请警卫报警。还好郎承林还会写名字，警察很快查出他住哪儿，赶紧通知了郎祖明。

有些失智症患者会有日夜颠倒的情形，晚上不睡，白天不起。郎承林有段时间时常晚上睡不着，每隔5分钟就想上厕所，外籍看护Amy因为必须搀扶他进出厕所，也几乎整夜不能休息。

有一次郎承林在离开厕所时跌倒，Amy来不及上前扶住他，导致他髋骨断裂了，只能赶紧叫救护车紧急送医。

只怕你忘了我

失智症病程进入中度后，患者的方向感愈来愈退化，慢慢开始连熟悉的地点也认不出来。

为避免郎承林再度跌倒，家人帮他搬到有厕所的主卧室住，没想到这样似乎没有多大帮助。太太黄秋菱说，郎承林不熟悉新房间出入的路线，有时甚至搞不清楚自己到底在哪里，他很有挫折感，也很茫然，照顾者更辛苦。她建议让患者尽量住在熟悉的环境，少搬动。

很多失智症患者家属最深层的恐惧是：有一天，病人会连一起生活了一辈子的家人也不认得，叫不出名字。

"我天不怕、地不怕，就怕爸爸看着我，却不记得我是谁，我一定会受不了。"郎祖筠哽咽道。还好这事没有发生，但郎承林在看老照片时，会把女儿误认为儿子；在纸上写上"黄秋菱"问他是谁，他却说"我妈妈"，写他妈妈的名字，他却说"这是我太太"。

妄想、走失，搞不清谁是谁、时间及地点……随着脑部退化，失智症患者越来越无法生活自理。但照顾失智症患者耗心耗力，照顾失智再合并多种慢性病缠身的老人会更加辛苦。

郎祖明有一晚照顾父亲，结果他一会儿大叫、一会儿大声讲话，郎祖明几乎整晚无法合眼。"只要照顾失智症患者一个晚上，就知道有多么不容易。"他说。也因此他们十分感谢外籍看护几乎全年无休地帮忙照顾父亲。

父亲失智后，郎祖明明显感觉到自己必须承担更多责任。比如父亲本来可以自由活动，现在变得一定要有人陪；他也隔三岔五接到妈妈或外籍看护来电，说爸爸出了什么状况，他就得马上处理。

你们不要我了吗

郎祖筠是日本推理作家东野圭吾的忠实粉丝，他的推理小说常蕴含深意，反映社会问题。

比如《红手指》中的老太太长年照顾失智的丈夫，丈夫后来去世，她一直自责没有把他照顾好，不知为什么竟也慢慢出现跟丈夫一样的失智症状，好像是某种程度的补偿。"照顾者承受很大的压力，甚至有抑郁症而不自知。"郎祖筠说。

很多照顾者在照顾患者一段时间后，身心俱疲，开始面临一个天人交战的问题：要不要把患者送去护理机构？送，怕患者觉得被遗弃，自己心里也有罪恶感；不送，自己却实在撑不下去了。

郎家也曾面临这样的难题。之前请的一位外籍看护，因签证到期必须回去，但新签证迟迟没发下来，这一两个月的空档期，就由黄秋菱照顾郎承林。

黄秋菱小郎承林16岁，身体健康，喜欢学这学那，参加各种活动、交朋友。外籍看护不在，她变成主要照顾者，扛起24小时照护患者的责任，再也没有自己的生活，好像突然失了去自由，被关在家里，情绪因此很低落。当时郎祖明的孩子还小，所以她还要帮忙带孙子。同时照顾一老一小，等于一根蜡烛两头烧。

"那段时间爸妈常抬杠，家人、患者两败俱伤。妈妈快崩溃、快得抑郁症了。"郎祖筠既心疼父亲，也舍不得母亲。

她和弟弟觉得这样不是办法，开始考虑送父亲去安养机构，由专人照顾。他们找到一家位于阳明山山腰的养护中心，约好一起带父亲去参观新环境。

郎祖筠推着坐轮椅的父亲进了安养中心，转身关门，回头再推轮椅时，猛然接触到父亲的眼神，那眼神好像在说："你们不要我了吗？"眼泪在他的眼眶里打转。

她不敢再看父亲的眼睛，赶紧推他进安养中心。

郎承林一向待人和善，尽管不愿住进这儿，但仍微笑面对工作人员，还配合中心的作息，跟其他老人一起参加活动，没有生气，没有抱怨。

但"好戏"在后头。参观完安养中心，在回家的路上，"我爸开始捣蛋、整我。"郎祖筠说。郎承林先是说要吃某样食物，等他们坐着计程车到了餐厅，他又说不想吃了，想吃别样食物，就这样走走停停，终于找到一家烧饼油条店，他愿意下车，但故意吃得满桌都是食物碎屑，衣服上也是。郎祖筠明显感受到父亲很不满安养中心一事，虽然他什么也没说。

好不容易回到家，不巧郎祖筠没带钥匙，家里也没有其他人在，父女俩只好在楼下等。结果父亲又开始捣蛋，他不知从哪里来的力气，突然从轮椅中站起来，对着花圃撒尿。她赶紧阻止，但父亲充耳不闻。

郎祖筠决定打开天窗说亮话。她随手拿了一张广告纸，写下四个选项：

A.住家里，由妈妈照顾。

B.住家里，等外籍看护回来。

C.白天去日间照顾中心，晚上回家。

D.住安养院，每星期回家一趟，我每天去看你。

结果郎承林根本不考虑C、D，直接勾选B。但他就是不跟女儿讲话。

安养中心被父亲判出局，所幸后来找到印尼籍的看护来照料父亲，前后约3年。

失智是上帝美好的安排

2010年上半年，郎承林因肺炎住院。有一天只有郎祖筠在病房陪伴，郎承林突然从昏睡中清醒，跟女儿说："我好累，让我走好不好？我要回去。"郎祖筠其实知道父亲的意思，但嘴里还是说："我们去办出院手续，然后就回家。"父亲喃喃重复着："我好累，我好累啊！"郎祖筠假装没听见，心里却明白，父亲知道自己大限已至了。

父亲情况很不好,郎祖明本想叫救护车,但学护理的黄秋菱明白,以丈夫虚弱的状况,急救只是增加痛苦,无法延长寿命。于是她赶紧跟丈夫说:"急救很痛苦,你快跟阿弥陀佛走吧!"话刚落,郎承林就走了。享年85岁。

郎承林照顾过的人太多了,告别仪式上来了三四百人,大家哭得很伤心。

做儿女的感触更深。郎祖筠感慨,父亲多种慢性病缠身,尤其是每星期必须洗肾3次,更是无形的枷锁。有些洗肾多年的长辈只要想到要去洗肾,都快哭出来了。想走又走不了,很辛苦。

"失智是上帝美好的安排,对父亲来说或许不是坏事,让他失去了时间感,否则活得这么辛苦,一般人哪受得了?"

陪父母散步就是一种幸福

约15年前,郎祖筠主动向某老人福利推动联盟表示愿意当终身义工,回馈社会。"自己家里有老人,而且只会越来越老,让我特别关心他们。"她说。

她也带年轻艺人关心银发族。"亲眼看了独居老人的生活环境,就会懂得他们的辛苦。"年轻演员吴中天在跟她一起去探望独居老人后,在路边哭起来,心疼老人的生活困苦,也想起已经好久没去探望奶奶了，于是马上拿起电话马上打给她。

郎祖筠笑说自己是"怪小孩"，因为父亲年近40才生她，她高中时就开始想：如果有一天爸爸不在了，妈妈没工作，自己是长女，能做什么？"我不能崩溃、不能被击倒，这是我起码能做到的事。"她暗暗在心里立志。

但到了父亲真正去世时，她才发现这样的准备与练习其实没用，悲痛、不舍仍然排山倒海而来。

经历丧父之痛，她希望每个人都珍惜跟家中长辈相处的机会，不要有"树欲静而风不止，子欲养而亲不待"的遗憾。

怎样才是孝顺？郎祖筠认为，子女能做多少就尽力去做，"就算只是陪父母散步、聊天，他们也会感到满满的幸福。"

她也期盼社会更关注老人，立即可做的便是好好管理护理机构。

她亲眼看到有些安养中心窗帘掉一半、光线昏暗，只从外观就可看出来没有好好照顾老人。"不专业、没有良心的机构太多了。如果子女不常常去探望，老人真的可能被虐待。"她直言。

她说，不管是短期照顾或长期照顾老人，这方面的需求一定会越来越多。如果不尽快加强管理这些机构，怎么应付老龄化社会的需求？

她也建议主管机关多宣传，让民众知道有哪些资源可用。比如家属可申请"喘息服务",将患者送至照护机构暂时托管,自己可以去办事。"很多人都不知道这项服务。"她说。

"上帝很公平,每个人都会经历生老病死。如果我们年轻时为社会奉献心力,老了却被社会遗弃,这是多么残忍、无情啊!"她认为,每个人都有责任想想可以为老人做什么,为他们打造更好的生活环境。

因为帮助别人的父母就等于帮助自己的父母;造福现在的老人,就是造福将来的自己。

(张静慧)

Amy，有你真好

能请到好的照顾者，对失智症患者和家属来说实在太重要了。Amy 来自印尼东爪哇，是上天给郎家一份不可多得的"礼物"，她照顾郎承林度过生命中的最后 3 年。

郎承林的太太黄秋菱赞美 Amy 工作细心、认真。比如，别的外籍看护带老人家去公园，常只顾着跟其他看护聊天，让老人家呆坐一旁，Amy 却会扶着郎承林慢慢走路，让他不致退化太快。

Amy 也常跟郎承林说话，鼓励他："爷爷要吃饭，吃了饭有力气。这样多幸福、多快乐。"郎承林会嫌太太碎碎念，却很听 Amy 的话。他也会跟 Amy 聊年轻时的往事。"爷爷人很好，很听话！"Amy 露出甜甜的笑。

她也很愿意学照顾老人的技巧。医院复健师教她怎么抱患者上下床和坐轮椅，她很认真地学。

黄秋菱把 Amy 当女儿，心疼她离乡背井，独自在他乡工作，很辛苦。"将心比心，我们的儿女出门在外也需要别人照顾。我们善待别人的儿女，别人也会善待我们的儿女。"

逢年过节或生日，郎家会送 Amy 礼物，Amy 回印尼探亲时，郎家也买礼物让她带回去送家人。

Amy 和郎家人感情深厚，跟郎承林更情同祖孙。郎承林住院时，郎家本想另外请看护，让 Amy 休息几天，但 Amy 坚持自己照顾。Amy 曾回印尼探亲一个月，郎承林一直问："Amy 怎么还不回来？"

Amy 曾梦到郎承林被水冲走，她把他拉回来。那时郎承林正在加护病房，后来平安出来。

雇佣彼此善待，形成善的循环，患者得到好的照顾，家属也减少后顾之忧。"Amy 把爸爸照顾得很好，她很了不起，我们一辈子感谢她！"女儿郎祖筠诚挚地说。

（张静慧）

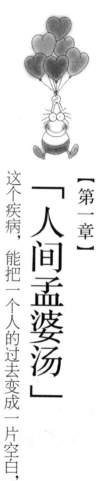

【第一章】
「人间孟婆汤」

这个疾病,能把一个人的过去变成一片空白,更无法计划未来……

忘了你，也忘了我
失智症患者到底怎么了

- 英国历史上第一位女首相、"铁娘子"撒切尔夫人晚年罹患失智症，她已经不太记得自己任内曾对阿根廷发起福克兰岛战争，也忘了丈夫已经去世，尽管家人一再提醒她，但她还是会问起丈夫的事。
- "光纤之父"高锟罹患失智症，当他获得诺贝尔物理学奖时，语言表达已有困难，由他太太代为发表得奖演说。
- 元大集团创办人马志玲传出罹患失智症，记忆力衰退，已不过问公司业务。
- 林爷爷傍晚去幼儿园接孙子回家，没想到老师告诉他："你孙子早就毕业了，已经上小学了！"林爷爷一脸困惑，而且怎么也想不起来孙子读哪所小学。林爷爷发生类似状况的次数越来越频繁，状况也越来越严重，他甚至不敢吃媳妇煮的菜，担心被下毒，还骂她："我早知道你不安好心！"后来儿子带他就医，证实患了失智症。

* * *

从政要、科学家、企业家到普通老百姓，不管过去的人生是辉煌还是平淡，都可能难逃失智症的袭击。再也没有哪种疾病像它这般无情，仿佛逼人提前喝下"孟婆汤"，过去的记忆被鲸吞蚕食，终至一片空白，原先拥有的智力以及尊严，也被慢慢夺去。

失智症是从逐渐遗忘东西放在哪里、遗忘回家的路、遗忘如何计算，逐渐退化到连家人、自己都忘记，语言表达越来越困难，最终失去自我照顾的能力，卧病在床，病程长达8～10年。

失智症并非单一一项疾病，而是一群疾病的统称，具体可分为三大类：

渐进型中枢神经退化（退化性失智）

1. 阿尔茨海默病

这个病症最常见，占所有失智症的50%～75%，所以常称阿尔茨海默病为失智症。美国前总统里根、诺贝尔物理学奖得主高锟都是得的这种病。

主要症状包括记忆力衰退，及其他大脑功能至少有一项（定向感、判断力、计算力、抽象思考力、注意力、语言能力等）减退，且明显影响生活、工作。

20世纪初，德国医师阿尔茨海默发现这类患者大脑组织的神经细胞及神经突触数目明显比一般人少，且神经元间产生斑块

（不正常的蛋白质异常沉积，如类淀粉蛋白）及神经纤维缠结，慢慢损坏脑细胞，到了疾病晚期，脑细胞被严重破坏，呈现萎缩、空洞的状态。

研究者也发现阿尔茨海默病的患者，脑细胞之间的神经传导物质——乙酰胆碱不足，减少60％～70％，脑细胞逐渐萎缩。

2. 路易体失智症

这是第二种常见的失智症，在脑部一些区域可找到异常的路易体沉积。

特约医师刘秀枝指出，路易体失智症的症状与阿尔茨海默病不同，它的主要症状表现为动作慢、身体僵直、颤抖、走路不稳、易跌倒，类似帕金森病；其次会出现幻觉，比如看到不存在的人、墙上有虫在爬等。

同时，这些症状会有明显波动，时轻时重。

3. 额颞叶型失智症

脑部病变出现在额叶、颞叶，通常在70岁前发病，一般比阿尔茨海默病发病早。

额颞叶型失智症的主要症状包括早期人格变化、出现不合常理的行为（比如该安静时却一直讲话）、语言表达不流畅，或者一直重复某些动作,如来回走、重复读同一本书、不停开关抽屉等。"大部分患者和家属不熟悉这些症状,很容易被忽略。"刘秀枝指出。

目前退化性失智的原因仍不明,用药物治疗可能可以延缓退化,但无法治愈。

血管性失智症

主要因多次脑中风(多为脑梗死)引起,造成脑部血液循环变差、脑细胞死亡,因此智力衰退。英国前首相撒切尔夫人就是在经历多次小中风后,渐渐出现失智现象。常见症状有:情绪及人格改变、失禁、吞咽困难、易跌倒等。

刘秀枝强调,血管性失智症是可以预防的,也就是要降低中风的风险,如有高血压、高血脂、糖尿病的患者应该积极治疗。

其他原因造成失智

●**其他脑部疾病**:脑瘤、硬脑膜下出血、水脑症、慢性脑膜炎、神经性梅毒等。

●**新陈代谢的问题**:肾上腺皮脂素不足、甲状腺功能过低、电解质不平衡等。

- **药物或酒精的影响。**
- **缺乏维生素 B_{12}、叶酸。**

这类失智症如果及早发现、治疗,有机会部分恢复,甚至治愈。

除上述三大类失智症外,也有患者罹患混合型失智,比如阿尔茨海默病加中风引起的失智症。

(张静慧等)

【1分钟医学教室】
帕金森病也可能并发失智症

失智症、帕金森病都是神经退化性疾病,但因脑部发生病变的位置不同,帕金森病的主要症状是手脚僵硬、不自主颤抖、动作迟缓,几乎没有失智症患者记忆力及其他认知功能衰退的问题。

不过研究显示,帕金森病患者到后期有20%～30%的概率会发展成失智症,而且年龄越大、病情严重时越容易出现失智症,这可能是因为脑部病变扩大的缘故。

(张静慧)

认识三大类失智症

类 型		症 状	说 明
一、渐进型中枢神经退化	1. 阿尔茨海默病	● 记忆力衰退，尤其记不住刚发生的事 ● 定向感、判断力、计算力、抽象思考力、注意力、语言能力等减退，个性也改变，明显影响生活。慢慢症状会越来越严重，终至无法生活自理	经治疗可以延缓病情恶化，但无法治愈
	2. 路易体失智症	● 类似帕金森病：动作慢、身体僵直、颤抖、步履不稳 ● 出现幻觉，看到不存在的影像，而且能清楚描述出来。症状时好时坏	有时单独发生，有时合并阿尔茨海默病或帕金森病发生
	3. 额颞叶型失智症	● 行为异常：重复某些行为，无法控制；行为不合常理，常在社交场合出状况 ● 语言退化：说话变慢、变少，无法正确表达，也慢慢听不懂别人的话	民众较不熟悉这些症状，容易被忽略

续表

类　型	症　状	说　明
二、血管性失智症	情绪忧郁、失禁、吞咽困难、走路不稳	可以预防,如有高血压、高血脂、糖尿病的患者应该积极治疗,以避免脑血管硬化变窄,影响脑部血液循环
三、其他原因造成失智	●脑部疾病：脑瘤、硬脑膜下出血、水脑症、慢性脑膜炎、神经性梅毒等 ●新陈代谢的问题：肾上腺皮脂素不足、甲状腺功能过低、电解质不平衡等 ●药物或酒精的影响 ●缺乏维生素B_{12}、叶酸	及早发现、治疗,有机会部分恢复,甚至治愈

【1分钟医学教室】

失智症，全世界的挑战

失智症主要发生在老年人身上，65岁以上罹患失智症的概率，大约每增加5岁就增加1倍。85岁以上的老年人中，有1/4～1/3的人罹患失智症。

国际失智症协会统计，2010年全球约有3560万失智人口，其中可能有2800万人没有得到诊断，因此无法得到后续的治疗及照护。

到2030年，预估全球"失智大军"将快速增加到6500万，衍生出的庞大的医疗及照护需求，将成为家庭、社会的重担。

（张静慧）

是失智还是健忘

"失智"这个生命中不可承受之"重",起源于"遗忘"。

最先出现的症状是健忘。多数人都有遗忘的经验,比如忘记东西放在哪里、忘记取款密码、忘记重要约会,等等,但失智症的遗忘是彻底、全面的遗忘,而且会影响日常生活。

特约医师刘秀枝形容,人的记忆好像是挂衣服的钩子。一个钩子也许可以挂一两件衣服,但是事情太多,一下子挂10件,衣服可能就会掉下来。压力太大、事情太多的状况就是如此,但是通常事后会想起来。

刘秀枝过去看诊经常遇到怀疑自己得了失智症的年轻人来就医,一看就是焦虑症,不是失智症。因为工作压力太大、事情太多,所以容易遗忘。

刘秀枝举例,有一次她的同事打电话来说,必须晚点来上班,因为摩托车被偷了要去报警。后来才想起来是昨天车子坏了送去修理,不是被偷。她自己也曾因看诊、开会忙得团团转忘记要和朋友一起吃晚餐。如果是失智症患者,根本不会想起摩托车送去修理、跟别人约吃饭这件事。

或者昨天有人请吃饭，普通人不见得记得所有的菜，但是会记得是谁请吃饭，吃的是中餐还是西餐。但是失智症患者却是整件事都忘了。对他来说昨天去吃饭这件事根本不存在。

失智症患者的遗忘症状也会越来越严重，连重要的物品都会忘记放在哪里，有时物品的摆放位置也十分错乱。一般人虽偶尔会忘了皮包、眼镜或钥匙放在哪里，但是患阿尔茨海默病的人会错得相当离谱，例如把鞋子放进冰箱。

"偶尔一两次记忆'脱槌'，不用太担心。"刘秀枝说，失智症，尤其是阿尔茨海默病患者主要是 65 岁以上的老人，青年人觉得记性变差，首先要考虑是否因为工作、生活压力大，让人浮躁、焦虑、忧郁而暂时影响记忆力。

但若记忆衰退情况经常出现，则需怀疑是否因头部外伤、脑炎、脑瘤等造成失智，只有很少的人是因家族遗传罹患早发性阿尔茨海默病，并且是在中年，甚至更早发病。

刘秀枝特别强调，除非父亲或母亲是在四五十岁患阿尔茨海默病，才需怀疑有遗传可能，如果父母是在七八十岁患阿尔茨海默病，主要是年纪大的关系，不必害怕遗传给自己。

是年纪大记性差还是失智

失智症的早期症状是记忆衰退,但年纪大记性跟着变坏,是许多老人家共有的特征,常把"老啦,记忆力不行了"挂在嘴边,但到底忘记到什么程度才是病态呢?

神经内科主治医师邱铭章指出,有些老人认为自己记忆力衰退,但经过标准记忆检查发现,得分比年轻人差一些,但和同年龄人差不多,且智力正常,可算是良性健忘,属于正常老化现象。

相较于正常老化,失智症的健忘更严重,而且经别人提醒仍然想不起来,甚至刚发生的事(如吃饭、跟谁见过面)马上就忘、否认自己做过的事或说过的话,严重影响生活。

王先生的母亲就是个例子。当母亲向他抱怨,最近开车老是忘记车子停在哪里,而且一直在绕路,起初他并不在意,只以为七十多岁还在上班的妈妈应该是工作压力太大,家人也都认为妈妈是老糊涂,直到后来去看医师时,才发现是中度的失智症。"其实我们老早发现妈妈不对劲,却被'老糊涂了'这句话绊住了。"王先生带点伤感地提醒。

刘秀枝和台北荣民总医院临床心理医师林克能的研究发现,家属的观察通常是非常细微而准确的,对医师判定患者是否为失智症非常有帮助。

他们发现患有失智症的老人中，99%的家人都能指出他们确实记忆力变差了。

林克能提醒老年人的家属："不要忽略记忆力减退的抱怨。"根据研究显示，抱怨记忆力衰退的人，将来失智症的概率较高。如果连家属也认为患者确实是记忆力减退，患者未来罹患失智症的概率增加10倍。所以当患者来求医抱怨记忆力大不如前时，刘秀枝一定要求家属一起来看诊。

有些情况下，患者抱怨记忆力减退会不可靠，因为当失智症变严重时，患者反而认为自己记忆力好得很，就像喝醉一样，真正醉酒严重时，反而认为自己没有醉。所以，如果患者原来常常找东西，后来却不找了，意味着病情更严重了。

是年纪大了记性差还是失智

忘记的特性	失智症	正常老化
发生频率	常常	偶尔
程度及速度	逐渐变坏	稳定
事后或经提醒后会想起	很少	经常

续表

忘记的特性	失智症	正常老化
遗忘范围	全盘忘记	某一小部分
病识感（知道自己忘记）	不觉得	自己知道
其他知能和日常生活	有障碍	正常

国外的流行病学研究也发现，很多患阿尔茨海默病的患者，其实早在发病几年前就已经有记忆力减退的现象。

台北市立联合医院仁爱院区神经内科主治医师甄瑞兴提醒，老年人经常谈以前的事，却不谈今天做什么、昨天做什么，而且重复问同样的问题，家属就要多注意。因为他可能已经没有近期记忆，无法学习新事物，只有旧的记忆。"常常看到很多耽误早期诊治的例子。"甄瑞兴总结长期诊断的经验后指出。

为什么不给我吃饭

猜疑，也是失智症刚开始出现的症状之一。

失智症患者除了失忆之外，另一个特征就是猜疑。因为没有意识到自己的遗忘，失智症患者的东西不见了，就开始怀疑是别人偷走了。

临床心理医师林克能指出,猜疑十分常见。他遇到过罹患失智症的公公怀疑媳妇偷他东西,抱怨媳妇以前对他多好,现在媳妇变了,不给他饭吃(事实上是他忘记自己吃过饭),还偷他钱。搞得家庭气氛紧张,儿子和媳妇差一点要离婚。

从遗忘——忘了时间、忘了家人,忘记自己有没有吃饭,忘记自己是谁等,随着病情逐渐加重,50%的患者甚至会出现攻击行为、忧郁、焦虑,游走不停、幻视、幻听等精神症状。到了这个阶段时,不仅患者痛苦,家人更难于照顾,家庭生活秩序往往也会因此大乱。

脑子退化,医师帮不上忙

常有家属认为"脑子退化,医师又不能做什么",因此迟迟不就医,这种观念应该淘汰了。因为早期诊断可以筛查出可逆性、治疗后有机会恢复的失智症以及不能治愈的失智症,通过药物、照护技巧使患者认知功能稍微恢复一些,或者延缓退化,患者、家属都少受点苦。

该看哪一科

目前许多医院开设"记忆门诊",若没有记忆门诊,也可挂神经内科或精神科,可从医院门诊表或网站找到专门诊疗失智症的医师。

(张晓卉、张静慧等)

【1分钟医学教室】
老人突然胡言乱语，是失智吗

失智症是慢慢发生的，如果老人突然在几天内躁动不安（比如拉扯衣服、手脚乱挥乱踢、住院时扯掉点滴）、胡言乱语、有妄想（有虫在身上爬、有人要伤害他）、意识混乱，而且这些症状在一天内时好时坏，有可能是谵妄。

谵妄是一种急性精神混乱，可能因为用药、感染、手术而引发，失智症患者也可能出现谵妄。"失智和谵妄常并存，甚至互为因果。"刘秀枝说。

她提醒，谵妄的病况比较强烈、明显，家属常只注意到谵妄，等谵妄治好了，一段时间后患者的记性却没有恢复，再仔细回想，才发现患者早有失智症状，但已错失了及早治疗的机会。

健忘、郁闷……是失智还是忧郁

银发族的生活常遭逢较大变化，比如退休、自己或另一半的健康走下坡、丧偶、子女离家等，都可能诱发忧郁情绪，甚至抑郁症。

抑郁症也被称为"假性失智"，有些症状和失智很像，比如常找不到东西、性情改变（不想说话、对人对事不感兴趣）等，需要找医师诊断，"有时不能马上确定是失智还是忧郁，需要观察一段时间才能确定。"罗东圣母医院副院长、神经内科主治医师陈仁勇指出。

有时失智症确实会并发抑郁症，这种情况下需要同时治疗两种疾病。

更年期害女人忘东忘西

刘秀枝指出，目前的研究对更年期会不会影响记忆力还没有定论。如果更年期女性感到记忆力大不如前，可以考虑看妇科，短期服用激素，看看有没有帮助。

压力也会影响记忆力，所以更年期女性不妨检视生活、工作中有没有过大的压力来源，造成记忆力减退。

（张静慧）

留心失智症的十大警讯

我昨天在银行发生一件很难堪的事,难堪到我已经决定要换银行了。

我走进银行,告诉工作人员要存一张支票,但是支票不见了。因为这张支票高达 2000 美元,我们东找西找,还看桌子底下,翻我的钱包,但怎么也找不到。

但我回家后,在电脑旁发现一张昨天我存 2000 美元的存款单,我不敢相信自己的眼睛,这实在没有道理,为什么我会去做我已经处理好了的事?这种感觉让我不能相信自己。

＊　＊　＊

这是一名轻度失智症患者发表在国际失智症网站的一个亲身经历的故事。

一般人可能曾忘记放在微波炉里的鱼,晚餐少了一道菜,等发现时懊恼一番;但如果你看到那盘鱼,却想不起来自己曾经用微波炉热鱼,或是怀疑别人在鱼里下毒,就需要注意了。

国际失智症协会提出十大警讯,提醒民众及早注意:

1. 记忆衰退到影响日常生活

一般人偶尔忘记开会、朋友来电,但过一会儿经提醒会再想起来。但失智症患者忘记的频率比较高,而且即使经过提醒也无法想起,尤其常忘记最近发生的事,比如不记得半小时前吃过饭、刚看过的报纸内容等,因此经常一问再问同样的问题。

彰化基督教医院心血管医学防治专家蔡玲贞的母亲3年前发现轻度失智,老人有高血压,早晚都需吃药,但有一阵子药越剩越多,问她怎么没吃,她说是医生开错了。蔡玲贞回想,忘了吃药很可能就是失智警讯,"真的要留心这些小细节。"

2. 无法胜任原本熟悉的事务

如英文老师不知"book"是什么意思;自年轻时就开车的司机伯伯现在经常走错路;银行工作人员数钞票有困难;厨师不知如何炒菜;家庭主妇不知怎么开煤气灶、用电饭煲、用洗衣机等。

一位家属分享,她婆婆向来爱干净,家里整理得井然有序,但公公去世半年后,家里不知为什么变得像遭小偷般混乱,婆婆好像变得不会料理家务了,也常东翻西翻找东西。回想起来,这应该就是失智的征兆。

3. 说话表达出现问题

一般人偶尔会想不起某个字眼或说话词不达意,失智症患者想不起来的机会更频繁,甚至以替代方式说明简单的词汇,如以

"送信的人"表示"邮差"、"用来写字的"表示"笔"等;说话常停顿;用的字词变少,比如不会说"我要上厕所",只会说"尿"。有些患者不能理解别人在说什么。

4. 丧失对时间、地点的概念

一般人偶尔会忘记今天是几日,在不熟的地方也可能会迷路。但失智症患者会搞不清年月、白天或晚上,在自家周围也会迷路,找不到回家的路。

5. 判断力变差、警觉性降低

开车常撞车或出现惊险画面、过马路不看左右红绿灯、借钱给陌生人、听信广告买大量成药、一次吃下一周的药量、买不新鲜的食物、同样的东西重复买、乱买股票等。

若长辈的车常出现莫名其妙的撞痕,或屡屡出现反常举动,就要注意了。

6. 抽象思考出现困难

无法理解言谈中的抽象意义,且有错误反应。如无法理解微波炉、遥控器、取款机等的操作说明;无法按照计划做事(比如看着食谱做菜),也不能处理较复杂的事,如投票、办理过户、缴税等。

7. 东西摆放错乱

一般人偶尔会随意放置物品,但失智症患者更频繁,或错得非常离谱,如衣橱里放水果、被子里放拖鞋、钱包或遥控器放进冰箱、到处塞卫生纸等,而且不记得也不承认是自己做的。

8. 行为与情绪改变

失智症患者的情绪转变较快,一下子哭起来、生气骂人、忧郁、躁动不安,情绪的改变不一定有原因。有位失智长者过去是音乐老师,平时待人和颜悦色,但后来打牌时竟一反常态,骂牌友"你是不是男人",把牌友都得罪光了,被列为"拒绝往来户"。

失智症患者也有可能出现异于平常的行为,如随地吐痰、买东西却没付钱、穿着睡衣就出门等;或出现幻觉,比如看到一群人在他的房间、地板上有水,事实上并没有。一位家属说,她妈妈初期失智时,会拿邻居晾在车库的伞,越拿越多,回来塞在床边,坚称是自己的伞;还会去开邻居家的门,举止反常。

9. 个性改变

一般人年纪大了,性格也会有少许改变,失智症患者可能会更明显,如疑心病重(怀疑配偶有外遇、有人在饭菜里下毒等)、口不择言、过度外向、失去自我克制或沉默寡言,或本来脾气好的,变得爱发脾气。

10. 丧失活动及创造力

一般人偶尔会不想做家事、不想上班,失智症患者则会变得更被动，比如睡得比以前久，需要许多催促诱导才会参与事务，原本的兴趣嗜好也不想去做了，遇到亲友婚丧喜庆变得漠不关心或有不合宜的行为。

怀疑不对劲，就去检查

虽然这些警讯很重要，但有些定义看起来还是有点模糊，例如，一个星期内同时丢了钥匙、忘了和发型设计师的约定，算不算？

刘秀枝认为：只要怀疑，就应去看医师，让医师判断。

澳大利亚阿尔茨海默病协会也提醒，应诚实地告诉医师自己的担心，包括出现这些症状多久了。

台北荣民总医院精神科医师黄正平特别指出，所谓记忆丧失是指和自己过去相比，并非和同年纪的一般人比，许多教育程度高的人因年轻时脑力储存高，虽然表面上生活功能并没有丧失，但就医时已经失智。

也可以请家人或朋友陪患者一起去，家人的角色很重要，可以提供更多信息供医师判断。

（黄惠如、张晓卉、张静慧）

【1分钟医学教室】
你在1分钟内可以说出多少种动物（或水果）

虽然看起来很像小孩子的游戏，但英国科学家曾用此测试136名早期失智症患者。结果发现，早期失智症患者平均1分钟内可以讲出10~15种动物或水果，但健康的成人通常可以讲出20~25种。而且失智症患者通常会讲出日常使用的种类，而会遗漏如斑马等不常使用的种类。

（黄惠如）

用 10 个问题发现失智警讯

以下是简易心智状态测验，可用来初步检测身边的老人有没有出现失智警讯。

	问 题	注意事项	回答记录
1	现在是哪一年？今天是几月几号	年、月、日都正确才算对	
2	今天是星期几	必须回答正确	
3	这里是什么地方	对所在地有任何描述都算对；说"我的家"或正确说出城镇、医院、机构的名称即算对	
4-1	你的电话号码是多少	经确认号码后证实无误即算正确；或在两次间隔较长时间内重复相同号码即算正确	
4-2	你住在什么地方	没有电话才问这个问题	
5	你几岁了	年龄与出生年符合算对	
6	你的出生年月日	年、月、日都正确才算对	
7	现任领导是谁	姓氏正确即可	
8	上一任领导是谁	姓氏正确即可	
9	你妈妈叫什么名字	不需特别证实，只需长辈说出一个与他姓名不同的女性姓名即可	
10	从20开始算，一直减3减下去	中间如有任何错误或无法进行即算错误	

整理：张静慧

注：本表仅供初步参考，诊断失智症必须由专业人员进行。

评估标准：

答错 0 ~ 2 题：心智功能完整

答错 3 ~ 4 题：轻度心智功能障碍

答错 5 ~ 7 题：中度心智功能障碍

答错 8 ~ 10 题：重度心智功能障碍

如果长辈答错 3 题以上，请立即带他去医院神经内科或精神科检查。

2分钟，发现早期失智症

魔鬼藏在细节里，失智症的症状也常隐身在生活细节里。

有次美国前总统里根在任内接受健康检查，他开玩笑地对医师说："我有3件事想告诉你。第一件是最近我的记性不太好，另外两件我忘了。"当时大家都觉得他很机智、幽默，而且总统日理万机，忙到忘记琐事也很正常，没人想到这可能是阿尔茨海默病的早期症状。

近年来记忆研究中最炙手可热的议题是：如何发现早期失智症。

失智症的各种症状并非同时发生，而是在生活中一点一滴慢慢出现，若不特别留意，常会误以为是一般的老化，延误就医。最新的观念是将失智症的治疗提早到极早期，在大脑尚未严重受损前，即接受治疗。

"少输为赢。"美国国立阿尔茨海默病中心副主任伍壮国在失智症联合学术研讨会中如此说道。由于现有的医药对失智症的病理变化使不上力，顶多只能减缓病情恶化的速度，因此帮助人们在患病初期阻断发展，让它没有机会对大脑产生更大的影响很重要。

澳大利亚老年医学教授、国际失智症协会前主席博答缇表示，若阿尔茨海默病患者的发病时间能延缓两年，总体发病率就会降低至少20%，延缓五年，则会降低50%。

过去的筛检工具如"今天的日期以及今天星期几"，虽被普遍使用，也能够筛检出轻度或中重度失智症，却无法确认是否能筛检出早期失智，尤其更难以鉴别拥有高等教育程度的人。

中文版"AD-8极早期失智症筛检量表"主要作者、台湾高医附属医院神经内科医师杨渊韩表示，英文检量表由美国华盛顿大学阿尔茨海默病研究中心开发，只有8道题，筛检只需几分钟。他建议，未来若与老人健检结合，将可能筛检出更多早期失智症患者。

"台湾失智症协会"秘书长汤丽玉进一步解释，这份量表的关键在于"改变"，"以前不会这样现在会"可能就是个警讯。

（黄惠如、张静慧）

AD-8 极早期失智筛检量表

过去无下列问题,但近几年来有以下改变,请填"是,有改变";若无,请填"不是,没有改变";若不确定,请填"不知道"。

计分改变	是,有改变(1分)	不是,没有改变(0分)	不知道(不计分)
1. 判断力上的困难。例如落入圈套或骗局、财务管理上有不好的决定、买了不合宜的礼物			
2. 对活动和嗜好的兴趣降低			
3. 重复相同的问题、故事和陈述			
4. 在学习如何使用工具、设备和小器具上有困难。例如电视、音响、空调、洗衣机、热水器、微波炉、遥控器			
5. 忘记正确的月份和年份			
6. 处理复杂的财务时有困难。例如个人或家庭的收支、所得税、缴费单			
7. 记住约会的时间有困难			
8. 有持续思考和记忆方面的问题			

说明:每答一个"是,有改变"得1分,总得分超过2分需特别留意,必要时请就医。

需要做哪些检查，才能确定失智症

哈佛大学神经科学教授莉莎·洁诺娃写的小说《我想念我自己》，生动描绘了失智症患者的世界。

书中主角爱丽丝·赫兰是著名心理学教授、语言学专家，研究成果突出，教学也受到学生肯定，但不知为什么，她开始在演讲时忘掉关键字词，怎么也想不起来；在住了25年的街区跑步，居然找不到回家的路；她从少女时代就会做布丁，但现在所有材料都放在眼前，她却完全不知道从哪儿下手。

是工作压力太大了吧？还是更年期作祟？爱丽丝不断合理化自己的"短路"。但失忆情形越来越严重，"短路"变成"走火"，她不得不面对现实，走进医院检查。

失智症无法靠单一一种检查就确诊。像爱丽丝这样记忆力每况愈下的患者，需要经过一连串检查，才能确定是不是失智症。

1. 医师问诊

医生询问患者本人健康情形、发病过程等。因患者已出现记忆力衰退的情况，提供给医生的"线索"可能不完全正确、可信，因此同住的家属的观察很重要。建议家属记下患者的异常状况、发生时间（比如一个月前曾在家附近迷路），就医时可提供给医师。

爱丽丝第一次就医时自己一个人去，医生就提醒她，下次一定要让她先生陪同。医生必须充分了解患者的状况，才能正确诊断、治疗。

2. 简短智能测验

申请失智症用药的依据包括定向能力（今天的日期、这里是哪里等）、注意力及算术能力（从100开始减7）、立即记忆及短期记忆（回忆3件东西的名称）、语言能力（拿出几样东西，要患者说出名称、复述医师的话、叫他做一个动作、写出一句话等）、绘图能力等。最高得分为30分，分数越高，表示智力越好。

3. 知能筛检测验

评估患者九大认知功能：注意力、集中力与心算力、近期记忆、长期记忆、时空定向力、语言、空间概念及构图、抽象与判断及思绪流畅度。比简短智能测验复杂、范围更广。最高100分，分数越高，表示智力越好。

4. 语言记忆测验

失智症患者的核心症状是记忆衰退，因此这个测验的目的是测试记忆力。

进行方式：告诉受试者一系列（9个、10个或12个）字词或物品，然后让他说出几个。

研究显示，语言记忆测验比简短智能测验及知能筛检测验更能区分正常老化与轻微记忆衰退的人。

5. 临床失智评估量表

整体评估失智症患者的日常生活及认知功能，包括六大项：记忆力、定向力、判断与解决问题的能力、社区活动能力、居家和嗜好表现及自我照顾能力，医师除了评估患者，也需跟家属或照顾者交流。

临床失智评估量表是用来判定失智症的严重程度，0分为正常，1分为轻度失智，5分最严重。

6. 脑部影像检查

通过电脑断层或磁共振造影检查，看脑部结构有无变化，及是否有中风、血管阻塞、肿瘤等。

7. 其他常规检查

血液、肝肾功能、维生素 B_{12} 的浓度、甲状腺功能、梅毒血清等检查。

（张静慧）

临床失智评估量表的分期

	记忆力	定向感	判断与解决问题的能力	社区活动能力	居家、嗜好	自我照料
无 (0)	没有记忆力减退，或稍微减退，没有经常性健忘	完全能定向	日常问题（包括财务及商业性的事务）都能处理得很好；和以前的表现比较，判断力良好	和平常一样能独立处理相关工作、购物、财务等事宜，能独立参加义工及社团的事务	居家生活、嗜好、兴趣维持都良好	完全能自我照料
可疑 (0.5)	经常轻度遗忘，事情只能部分想起；"良性"健忘症	完全能定向，但涉及时间关联性时，稍有困难	处理问题时，在分析类似性及差异性时，稍有困难	做这些事务稍有障碍	家居生活出现障碍，嗜好、兴趣减退	完全能自我照料
轻度 (1)	中度记忆力减退；对最近的事尤其不容易记得；会影响日常生活	涉及时间关联性时，有中度困难。检查时，对地点仍有定向力；但在某些场合可能有地理定向力的障碍	处理问题时，在分析类似性及差异性时，有中度困难；社会价值的判断力通常还能维持	虽然还能从事某些活动，但无法单独参与，对一般偶尔的检查，表面上表现正常	居家生活已出现轻度障碍，较困难的家事做不了；比较复杂的嗜好及兴趣都已放弃	需旁人督促或提醒

68 | 第一章

续表

	记忆力	定向感	判断与解决问题的能力	社区活动能力	居家、嗜好	自我照料
中度(2)	记忆力严重减退，只有高度重复学过的事物才会记得；新学的东西都很快会忘记	涉及时间关联性时有严重困难；时间及地点都出现定向力的障碍	处理问题时，在分析类似性及差异性时，有严重障碍，对于社会价值的判断力已受影响	不会掩饰自己无力独自处理工作、购物等活动的窘境。被带到外面活动时，表面表现正常	只能做简单的家事，兴趣很少，也很难维持	穿衣、个人卫生及个人事务，都需要帮忙
严重(3)	记忆力严重减退只能记住片段	只能维持对人的定向力	不能判断或解决问题	外观上明显可知病情严重，无法在外活动	无法做家务	个人生活需依赖别人给予很大的帮助；经常大小便失禁
小项计分						

"人间孟婆汤" | 69

由于临床失智评估量表第3级以上的失智症认定标准还没有制订出来，面对严重的失智障碍时，可以参考以下的规则：

续表

深度（4）	说话通常令人费解或毫无关联，不能遵照简单指示或不能了解指令；吃饭只会用手指头，不太会用餐具，且需要旁人协助。偶尔只能认出其配偶或照顾他的人；在旁人协助下虽然能勉强走几步，但通常都必须坐轮椅。即使有人协助或加以训练，还是经常大小便失禁。极少到户外去，且经常会有无目的的动作
末期（5）	没有反应或毫无理解力。认不出人。需旁人喂食，可能需用鼻胃管；吞食困难。大小便完全失禁。长期躺在床上，不能坐也不能站，全身关节萎缩

目前失智期： 0 没有失智   0.5 未确定或仍待观察

1 轻度失智   2 中度失智   3 重度失智

4 深度失智   5 末期失智

注：本表仅供初步参考，诊断失智症必须由专业人员进行。

【1分钟医学教室】
多管齐下，将来可能更早发现失智症

2011年是在失智症诊断上具有划时代意义的一年：借由新的检查技术，有机会更早、更精确地诊断出失智症。

失智症是老龄社会必须面对的大问题。65岁以上老人每增加5岁，患失智症的概率就增加1倍；估计24%~33%的85岁以上的老人会罹患失智症。台北荣民总医院神经内科主治医师王培宁指出，目前虽有药物治疗失智症，但效果有限，问题可能在发现时就已经太晚了。如果能提早诊断、提早治疗，患者就有机会停留在还没有明显失智症状或轻度失智的阶段久一点，对患者、家属都是好事。

失智症患者脑部的病理变化，可能远在发病前许多年前就已经开始，比如类淀粉蛋白及Tau蛋白异常沉淀并产生斑块，脑部萎缩，这些病理变化在初期并不会明显影响记忆、思考等功能，患者和家属都不觉得有异常。

过去，这些病理变化必须等患者去世后做大脑切片才能发现，但目前已能用一些新的检查法提早发现，"这是一大突破。"王培宁说。最近美国国家老化研究院与阿尔茨海默病协会将失智症的病理变化列入新的诊断标准；病理变化越多，表示越有可能是失智症。

●**脑脊髓液的异常生物标记**：由腰椎穿刺抽取脑脊髓液，化验其中类淀粉蛋白及 Tau 蛋白沉积量有无异常。

●**类淀粉蛋白正电子断层扫描**：看脑部有无类淀粉蛋白异常沉淀。

●**磁共振造影的变化**：主管短期记忆的海马体有无萎缩迹象。

●**正电子扫描**：脑部两侧颞顶叶部位的葡萄糖代谢是否减弱。

●**检测有无失智症相关基因。**

林口长庚医院核医学科主治医师阎紫宸说，以前诊断失智症主要靠患者和家属描述症状，有时难免有误差。国际上曾有研究发现，如果单从临床症状早期诊断患者有无失智症，那么诊断的结果约有 1/3 是错误的。现在用新的检查方式发现脑部病理变化，等于提供更多证据辅助医师精确诊断。

因为能提早找出脑部病变,新的诊断标准也有机会将失智症分期增加"前临床"阶段,表示还没有明显症状,但脑部已发生病变,因此患者有机会及早接受药物治疗,并控制相关危险因子(如高血压、高血脂等),也有助于开发新药。

(张静慧)

越早治疗失智症，效果越好

失智症，这个出现超过一个世纪、极为折腾人的疾病，从没有药治，到现在逐渐有一些药物可以治疗，虽无法完全阻止疾病恶化，也无法治愈，但是可以改善症状，或延缓病程。

同时，"早期发现，早期治疗"的原则也适用于失智症，越早开始治疗，越有机会维持在轻度失智久一点，患者和家属都能维持好一点的生活品质。

失智症药物可分为两大类

1. 乙酰胆碱酶抑制剂

主要用在治疗轻、中度阿尔茨海默病患者。

阿尔茨海默病患者脑内的乙酰胆碱明显减少，而乙酰胆碱是影响记忆力的重要神经传导物质。这类药物的作用是抑制乙酰胆碱酶分解掉乙酰胆碱，以增加脑中乙酰胆碱。

● 目前药物有三种：安理申（Aricept）、艾斯能（Exelon）、加兰他敏（Reminyl）。

王培宁指出，这3种药疗效相当，对30%～50%的患者有效，可视患者对药物的反应及不良反应来选择，若服用某种药物后效果不好，或有不良反应（如恶心、呕吐、头晕、腹泻），可考虑换另一种。

2. 谷氨酸NMDA受体拮抗剂

这类药物用于治疗中、重度阿尔茨海默病，可阻断因谷氨酸过多，在NMDA受体作用太强而造成的脑神经细胞损伤和死亡。无论单用或和乙酰胆碱酶抑制剂合用，都有助减缓阿尔茨海默病患者在智能和生活功能方面的退化，并改善部分行为问题，王培宁指出。

也有研究显示，在轻中度时就合并用两种药物，效果可能更好。

● 谷氨酸NMDA受体拮抗剂类药物，目前有两种：易倍申（Ebixa）、威智（Witgen）。

王培宁指出，医药界一直在努力研究如何治疗失智症，尤其希望能从根本上阻断失智症的病理机制，进而阻止病情恶化，甚至实现治愈。例如减少脑中类淀粉沉积的药物或疫苗，减少神经纤维纠结的药物、抗氧化剂、抗发炎的药物等，都在进行不同阶段的药物试验，将来可望有更多药物上市。

治疗失智症，还是有希望的。

多动脑也是一种治疗

非药物治疗同样重要。许多日间照顾中心、失智症相关团体开办的各种课程,如头脑体操、怀旧治疗、音乐课、运动等课程,可以带长辈去参加,鼓励他们走出家门,多与人说话、互动,多动脑,不仅能改善病情,家属也能得到片刻喘息,减轻些许照顾负担。

一位家属分享,她八十多岁、轻度失智的婆婆现在每天白天去日间照顾中心,那里活动很多,比如读报、打麻将、读书等,工作人员还会带老人出去兜风,婆婆很开心,还跟一位年纪比她大的婆婆变成好朋友,两人会结伴参加活动,这种被别人需要的感觉,让婆婆总是期待去日间照顾中心,而且病情维持在轻度状态,没有恶化。

失智老人也格外需要家属关怀,不仅是照顾生活起居,更需要跟他互动。

很多医护人员发现,轻度失智的老人如果独居,或只有保姆照顾,子女很少回去探望,病情往往恶化得比较快,这可能跟几乎没人跟他说话、互动有关。大脑长期缺乏新的刺激,可能退化得更快。

失智老人照护机构"福气村"教育组主任赵素绢举例,村里有位婆婆刚来时整个人呈现呆滞状态,经过她们照顾、常跟她互动,状况改善很多,后来家属接回照顾,因各忙各的工作,没空跟婆婆互动,才一个月就退化得很厉害,家属又把她送回"福气村"。

"修女研究"也说明大脑需要"动起来"。

美国学者大卫·斯诺登曾找来678位修女,每年检查一次身体并评估认知功能,她们同意死后捐出大脑供病理解剖。结果发现,有些修女的大脑已呈现中度、重度阿尔茨海默病,但生前的认知测验却是正常的,日常生活中也没有表现出失智症状。

神经内科主治医师陈仁勇说,"修女研究"说明,即使大脑有一区块发生病变,但其他正常的部位可以弥补失去功能的那部分,生活不见得会受到太大影响。"关键在好好用脑、多跟人互动。"

(张静慧)

【1分钟医学教室】

轻度知能障碍需要治疗吗

正常老化与阿尔茨海默病间有一段灰色地带，称为"轻度知能障碍"。这些人的短期记忆损伤程度比同年龄的人更严重，但仍保有思考与推理能力，并维持正常生活作息，不过还没严重到失智症的程度。而轻度知能障碍可能是阿尔茨海默病的前兆，美国梅约医学中心出版的《阿尔茨海默病》指出。

刘秀枝的父亲在七十几岁时，有天坐朋友车去喝喜酒，回来却说不出住了几十年的老家地址，家人认为老爸平日出门都有人陪，所以不记地址是正常的；家中开米店，爸爸把50元当1元找给客人，子女想可能是钞票颜色太像、加上视力不好的关系，后来动了白内障手术；等到经常有客人打电话抱怨说要送米，结果等菜都烧好了，米还没送来，这才发现父亲常常接了电话而没写订单，才警觉不对劲，"80岁诊断出失智症，但之前可能有轻度知能障碍好几年了。"

刘秀枝说，轻度知能障碍的人每年约有15%会转变为失智症。以这种进展来看,有的轻度知能障碍患者是在7年甚至10年后才发展成阿尔茨海默病。

目前治疗失智症的药物对轻度知能障碍的效用不大,提前服药也没有预防发病的效果。医学界建议每半年定期追踪,以便及早发现是否转为失智,及时治疗。同时也可多参加社交活动,与人互动、适度运动、学习新事物,有助于延缓大脑退化。

此外,英国牛津大学科学家在2011年的研究发现,每天服用1颗B族维生素,持续2年,能明显减缓轻度认知障碍者记忆力衰退的情况。

(张晓卉、张静慧)

谁是失智症的高危人群

什么人比较容易患阿尔茨海默病?虽然真正原因还不清楚,但是目前已经知道几个可能的因素:

1. 年龄越大患病概率越高

刘秀枝指出,根据流行病学的研究,65 岁以上的人约有 5% 患失智症,85 岁以上增加到 20%。年龄越大,罹患阿尔茨海默病的概率就越高。

2. 血脂蛋白第四型基因

基因中带有血脂蛋白第四型(ApoE4)的人,患病概率是一般人(血脂蛋白第三型)的两倍。

血脂蛋白共有 3 种类型(ApoE2、ApoE3、ApoE4),子女从父母那里各遗传一个,如果带有两个 44(ApoE44),罹患阿尔茨海默病的概率会比一般人高出 5~8 倍。所以带有血脂蛋白第四型基因,或有家族史者必须长期追踪。

不过,带有血脂蛋白第四型的基因,并不表示就一定会患阿尔茨海默病,只是概率比较高。

3．女性

女性和男性罹患阿尔茨海默病的比率为 3∶2。目前科学家推测其中的原因有两个：一是女性比较长寿，患病概率自然比男性高；二是停经后女性激素减少。

4．受教育程度低

从患者的统计上发现，受教育程度低的人患病的概率比较高。刘秀枝认为这并不是教育的影响，而是跟有没有持续用脑相关。刘秀枝形容大脑的功能是"用进废退"，越用脑，越不会退化，越不用脑越退化。

其他的疾病例如抑郁症、高血压、高血脂、糖尿病等，也都是导致阿尔茨海默病的因素。

【1分钟医学教室】
父母都失智,儿女需要早点检查吗

很多有失智父母的儿女,非常担心自己将来会步上父母的"后尘"。刘秀枝说,检测是否带有失智症基因,现在在技术上已经能做到,也可以抽取脑脊髓液,化验其中的生物标记,如类淀粉蛋白及Tau蛋白沉积量有无异常,但这类检查的敏感性、特异性目前还不够,不是100%准确。

同时,即使检查出来带有失智基因或异常生物标记,目前也没有药物可以预防将来不发病。因此医学界不建议有失智家族病史的人提早筛检。

(张静慧)

12 个不会失智的生活习惯

有人问知名的神经学家斯默尔医师："年龄多大就太迟了？就算改变坏习惯，也不能保护自己的脑子了？"

斯默尔医师回答："请听我大声说明白：永远不嫌晚，只要今天开始改善生活形态，就可以修复昨天的损伤。"

预防失智是现在不做，将来会后悔的事。研究指出，只要能把失智症延后 5 年发病，2020 年就可以减少一半的新增个案。

为了保持大脑的青春，必须改变生活形态，这些生活形态不仅可以照顾大脑，也能维持体能强健，不仅身体，连大脑也会变年轻。

1. 让大脑接受新的刺激

打破旧习、尝试不熟悉的事可以激发短期记忆，建立大脑解读信息的能力。例如改变每天从家里走到车站的路线或是改变每天下车的车站，尝试早一站或晚一站下车，或改变每天坐车的时间，单是做这项，就能对前额叶产生刺激。

研究显示，多做刺激大脑功能的心智活动或创造性活动，都可降低患失智症的风险。

所以，真的要"活到老，学到老"，学习新技艺、学习新语言、规划旅行、参观博物馆、阅读、写作、猜谜语、绘画、莳花弄草、煮几道以前没做过的菜……都能刺激大脑。

但是要戒掉在电视机前当"沙发马铃薯"的习惯。看电视通常不需用到脑，所以越少做越好。澳大利亚的研究人员在网络上测试29500人的长期记忆与短期记忆，发现大部分记忆力较好的人每天看电视的时间少于1小时。

2. 一定要运动

过去，说明运动可以降低失智风险多是临床观察的结果，证据力较薄弱。2011年澳大利亚墨尔本大学首度用严谨的研究证实运动可以降低失智风险。

研究人员找来自觉记忆力不佳的人（但未达失智症标准），让他们每周至少运动150分钟（以走路为主），维持24周，18个月后他们患失智症的比率明显降低，其他心智功能如短期记忆、语言也都进步了，同时，患者及其家属、研究人员也都明显感受到了这些进步。

运动，尤其是有氧运动，对大脑好处多多。它可以使心跳加速，而且有些动作需要协调四肢，可以活化小脑，促进思考，提高认知和资讯处理的速度。

同时，运动时脑部血流量增加，时间久了会刺激脑内血管增加，降低脑部缺血的风险；动物实验也发现运动可以加强神经再生，包括影响记忆力的海马体神经元。

有氧运动很简单，穿起球鞋出门健走即可。美国伊利诺大学研究发现，只要每周健走3次、每次50分钟就能使思考敏捷。

台北大学医学院神经内科主治医师邱铭章建议，中年以后就要开始维持每周2~3次的运动习惯，走路、爬山、游泳、瑜伽、太极拳，什么运动都可以。

3. 与人互动

研究显示，孤单的人罹患失智症的风险比较高，而多参与社交活动则可以降低失智风险。

多鼓励父母走出家门，帮他们报名参加活动或陪他们一起去，不论是同学会、社区活动、当义工、旅游，都能增加与人互动的机会，身体和大脑不致退化太快。

4. 管好"三高"戒肥胖

控制血压是预防失智症最重要的方法。

澳大利亚失智症协会理事长杨罗伯指出，虽然在失智症中阿尔茨海默病约占60%、血管性失智症约占20%，但高血压是这两者共同的危险因子。

研究显示，控制高血压可以降低患失智症的风险。

此外，糖尿病、心血管疾病、中风、肥胖（BMI > 30）也都是失智症的危险因子。

5. 戒烟

吸烟者又多了一个戒烟的理由。持续抽烟会伤害认知功能，使其退化得比较快，离失智又进了一步，而戒烟有助于降低失智风险。

6. 保护头部

头骨虽然很硬，脑却很软。无论老少，脑伤对一生的影响极大，严重头部外伤更是失智症的因素之一。你开车时不系安全带或会打电话吗？请戒掉这些可能会造成脑伤的行为，也避免可能重创脑部的运动。

7. 晒太阳

台中荣民总医院特约医师卓良珍建议，预防失智要多外出走走，去晒太阳。因为阳光能促进神经生长因子，像"长头发"一样，使神经纤维增长。现在已经有专家研究晒太阳的量是否与失智症的发展有关，虽暂无定论，但每天接受阳光照射，至少能形成较好的睡眠模式，比较不容易忧郁。

8. 列清单

"无论年纪多大，健全的记忆运作关键在于注意力。"美国纽约西奈山医学院记忆增强计划执行主任史威尔医师说。

他建议，借由列下工作清单，将每日工作设立严格的时间标准，无论工作困难与否，都能帮助有效地完成工作。所以可以试试规定自己中午 11 点才读 E-mail，或是直到工作完成到某一个程度才回复一些较不紧急的电话，或是付完账单才做别的事。

9. 做家事

别小看做家事，做家事不仅要用脑规划工作次序，也要安排居家空间。

晒棉被、衣服需要伸展身体，使用吸尘器也会使用到下半身肌肉。只要运用肌肉，便会使用到大脑额叶的运动区。况且，将油腻的碗盘洗干净、将脏乱房间整理清洁，成就感的刺激，也能为大脑带来快感。

10. 跟人笑笑打招呼

主动和别人打招呼吧。卓良珍认为，打招呼不但有人际互动，降低抑郁症的风险，而且为了主动打招呼，要记住对方的人名与外形特征，这也能提高自己的脑力。

11. 矫正视力

看不清楚不仅是视力的问题，也可能连带影响脑力。

美国密西根大学分析 625 位年长者的就医记录，并进一步追踪调查，发现视力好的年长者（包括戴隐形眼镜或普通眼镜矫正者），罹患阿尔茨海默病的比率，比视力差、未接受矫正的人减少了63%；有青光眼与白内障但接受治疗的年长者也不容易失智。研究人员推测，视力问题与失智症可能有相同的原因。

而且，一旦看不清楚，就变得不想去做各种有益大脑的活动，包括运动、阅读及参加各种社交活动，大脑受的刺激变少，可能会越来越不灵光。

12. 每天都要用牙线

美国针对 20～59 岁上千个个案的研究发现，牙龈炎、牙周病和晚年认知功能障碍有关。所以，听从牙医的建议，每天都要用牙线，每次刷牙的时间至少超过 2 分钟。

（黄惠如、张静慧）

这样吃，预防大脑老化

他不认为那是因为工作太忙。

傍晚，下班回家的路上，他突然想：今天早上烧完开水有没有关煤气？想来想去，甚至把所有细节想了一遍：哨声响、冲过去打开水壶盖、上厕所、拿钥匙、出门……但出门前到底有没有关掉煤气？

现在他后背开始冒冷汗，他急走，然后开步快跑。

的确没关，整个水壶烧得焦黑，不幸中的大幸是没酿成灾害。

问题是：这不是第一次了。

不仅是关煤气的事，有时候该回复其他部门的事、小孩联络簿上要跟老师沟通的事、要拿钱给父母的事，早上想到，下午就忘。

从小到大，他读书考试从没费心，在工作上，也以创意多、反应快著名，现在却在抱怨自己的大脑不好使。

* * *

现在四五十岁的中年人都在眼睁睁目睹自己的老化。他们正当事业巅峰，也是家庭的支柱，却遇到意外的障碍：记忆力衰退、注意力无法集中。

压力烧坏你的大脑

年轻一点的"三明治一代"（负担沉重的中年人），上有双亲、下有子女，左有工作，右有家庭。压力也在烧他们的大脑。

当然，压力可能使人衰老，人老了，脑也会老。

随着大脑老化，就会丧失抵御日常伤害的能力，例如发炎或氧化，这些过程都会造成自由基伤害脑细胞。

同时阿尔茨海默病的关键——大脑中类淀粉的斑块，从显微镜下看是粉红色的小绣球花，它会慢慢杀死神经细胞，也是因为发炎或氧化作用导致，虽然科学家还不知道那是原因还是症状。

除此之外，随着老化，大脑细胞常常会停止沟通等功能，大脑更难以储存思想，只能维持短暂的记忆。

"老神经元就像一对老夫妻一样不太交谈，他们只是坐在家里手拿遥控器，盯着电视看。"美国塔夫茨大学老化营养研究中心神经科学研究室主任约瑟夫解释。

大家都希望有一颗"仙丹妙药"可以避免此结局。其实不需要"仙丹"，最简单的方法就是关注放在你盘子里的食物。"营养是维持身体、心智强健最重要的工具，也是至今最能利用的工具。"美国《脑力更佳》一书的作者、神经内科医师普玛特说。

虽然营养抗老化的研究尚未成熟，但科学家发现，食物至少可以加强大脑抗发炎和氧化的能力，因此可以加强脑细胞的沟通功能。植物中抗氧化的角色是目前最被看好的研究领域。

大脑的确易受自由基的影响，因为大脑消耗大量的氧气。整个大脑虽然只占全身重量的2%，却要消耗全身20%的氧气。在消耗氧气的过程中付出的代价是：制造出来的自由基会伤害携带信息的神经细胞。

哪些营养素能够对抗大脑老化

"氧化对老化的脑压力更大，所以你需要很多颜色的蔬果，而且需要很多。"美国塔夫茨大学老化营养研究中心神经科学研究室主任约瑟芬说。

加州大学尔湾分校大脑老化与失智中心主任卡特曼博士曾做过一个有趣的研究，喂70只老猎犬吃富含抗氧化物的食物（多种蔬果），数年后，让它们学新把戏，结果发现它们的表现比喂一般食物的老狗好很多。"这结果显示，大脑的确可以恢复某些和年龄相关的认知功能。"卡特曼博士说。

● **强力抗氧化剂：维生素C**

维生素C是知名的强力抗氧化剂，它还可以自由进出血液和脑屏障，在脑内维生素C也能维持高浓度。

首先，脑内的维生素C可以保护攻击神经细胞的自由基，现在已经确认，如果血液中的维生素C浓度高，认知能力就会高。

而且若从降低血液中的脂肪和坏的胆固醇来看，维生素C也扮演着重要角色。如果动脉被日积月累的胆固醇所阻塞，氧气无法到达大脑，也会让思路混沌不清。

越来越多的大型研究显示，氧化和老年失智有关系。一项由哈佛大学主导的约8万名护士长达5年的饮食健康调查，发现饮食中维生素C和维生素E含量高的饮食者，不容易患老年失智症。

维生素C含量高的蔬果有柑橘类水果、猕猴桃、石榴、卷心菜、青椒等。

银杏虽然也具抗氧化功用，但近年的大型临床试验显示银杏无论对治疗或预防失智症，都没有明显效果。

● **脑的守护神：维生素E**

《拯救大脑》一书的作者、南加州大医学院临床神经学副教授杰夫·维托罗夫说：如果有人问他该如何保护自己免于患上阿尔茨海默病？如果被迫在2秒内回答，他会直接说："服用维生素E。"

原因还是抗氧化。氧化如同高速锈菌将神经元燃烧殆尽，虽然抗氧化物都有保护大脑的作用，但维生素E似乎是价格最低廉，也是最安全的。

美国肯塔基大学巴特菲德博士发表在《美国化学会志》上的研究也发现,将失智症患者脑中的老斑植入老鼠脑部,脑细胞会开始死亡,但事先在老鼠脑部施加维生素E,脑细胞就会受到保护而不会死亡。

但是刊登在《内科医学杂志》上的研究指出,服用高单位(每天至少400国际单位)反而可能增加死亡率。所以从食物或从复合维生素中摄取比较安全。

维生素E高的食物有坚果类,如杏仁、花生、核桃等;全谷类,如糙米、小麦、燕麦等。

● B族维生素

新的研究也显示,B族维生素(如烟碱酸、叶酸)对维持大脑功能很重要,也可以促进心智功能。

叶酸之所以让人感兴趣,是因为有新的证据发现它在大脑老化中扮演的角色。例如"牛津记忆与老化"研究发现,体内叶酸含量低的成人罹患阿尔茨海默病的比例是一般人的3倍以上。

B族维生素含量高的食物很多,如瘦肉、鲑鱼、鸡蛋、酵母、豆类、黄绿色蔬菜等;富含叶酸的食物则有四季豆、芦笋等。

● 植物性化学物质

植物性化学物质既不是维生素,也不是矿物质,但却像一本新的药典,从中发现了许多对身体有益的物质。例如茄红素、花青素和异黄酮素等，而这些化学物质有些可能对大脑特别有帮助。

例如，番茄、西瓜、黄绿色蔬菜中的茄红素，可以降低男性患心脏病的风险；异黄酮可以降低中风风险。

咖喱也是健脑的好伙伴。咖喱中的姜黄素是一种高效能的抗氧化剂，可以抑制氧化作用伤害细胞，还能预防脑细胞突触消失。

姜黄不仅用在咖喱，也用在抹在热狗上的黄芥末中。

也有研究发现，葡萄籽中的葡萄多酚有助于预防阿尔茨海默病。

● **咖啡因**

爱喝咖啡的人现在又多一个好理由：可能可以逆转失智！美国南佛罗里达大学对老鼠做的研究建议，阿尔茨海默病患者一天喝 5 杯咖啡，咖啡因可以阻碍蛋白质斑块在脑部形成，逆转记忆缺损问题。

研究人员喂养 55 只老鼠，确认它们都有阿尔茨海默病的症状。之后，研究人员在一半老鼠的饮水中，加入咖啡因做实验，其余老鼠则喝一般的水。喝加有咖啡因的水的老鼠，喝的量约是一天 500 毫克，相当于在一般咖啡店买 2 杯拿铁或卡布其诺，或 14 杯茶所含的咖啡因的量。

两个月后，喝加有咖啡因的水的老鼠在记忆测验跟思考技巧测验上，比没喝到的老鼠好，同时其智力跟没有失智的同龄老鼠一样好。没喝的老鼠,测验成绩持续不好。

另外,喝加有咖啡因的水的老鼠,脑中类淀粉蛋白的沉积量,减少了一半。

研究负责人阿兰达许说,这个研究结果特别令人振奋之处在于,能逆转已经有记忆缺损的问题。

英国阿尔茨海默病协会执行长杭特指出,过去的研究显示,咖啡因可延迟阿尔茨海默病,甚至可预防血管性失智。至于可否拯救已失智的患者,他认为仍须更多研究来证实。

地中海饮食有益大脑

此外,地中海饮食也该成为餐桌上的主角。研究证实,这种饮食组合可以降低患心血管疾病、部分癌症与阿尔茨海默病的风险。具体如下:

● 多吃蔬果、豆类、坚果、未精制谷类。

● 使用橄榄油等含不饱和脂肪酸的油脂来烹调或拌沙拉。

● 吃深海鱼,摄取 Omega-3。

● 小酌葡萄酒。但如果没有饮酒习惯也不需刻意喝。

(黄惠如、张静慧、林慧淳)

5 个保护大脑的饮食习惯

1. 细嚼慢咽

日本神经内科医学博士米山公启说，老人越缺少牙齿，罹患失智症的比例越高。因为咀嚼时，大脑皮质区的血液循环量会增加，而且咀嚼也会激发脑神经的活动。

2. 吃早餐

吃早餐不仅为了健康，也为了大脑。

常有人说小孩没吃早餐上课无法专心，这是对的。因为大脑不具有储存葡萄糖的构造，随时需要供应热量。经过一夜之后，大脑的血糖浓度偏低，如果不供应热量，人会想睡觉、容易激动，也难以学习新知识。

3. 多喝水

大脑的 80% 是水，只要缺水就会妨碍思考。临床神经科学家、精神科医师亚蒙曾经为一位知名的健美先生做检查，他的脑部影像很像毒瘾患者，但他激烈否认。后来得知他拍照前为了看起来瘦一点，曾控制饮水量，而检查的前一天他才刚拍完照。后来经过补充水分后，脑部的影像看起来正常多了。

4. 少吃盐

加拿大的研究人员追踪了 1200 多位老人 3 年，发现在腰围、整体饮食及有无糖尿病等条件相同的状况下，活动量少且每天钠摄取量较高者，在认知测验中表现较差，未来失智的风险相对比较高。

5. 少吃反式脂肪

大家或许已经知道，反式脂肪有损心血管健康，但最近发现，反式脂肪也有损认知能力，和失智症有关。

一篇发表在《神经学》上的文章中指出，在对 104 名平均年龄 87 岁的老人进行验血后发现，血液中的 Omega-3、B 族维生素、维生素 C、维生素 D、维生素 E 含量高的老年人，脑容量较大，最多增加 37%，思考力、记忆力也比较好。

反式脂肪通常用于加工食品，如糕饼、油炸类；Omega-3 主要来自深海鱼类，B 族维生素主要来自全谷类、豆类；而维生素 C 主要来自蔬果，维生素 D 来自太阳光照射等。

美国俄勒州健康与科学大学波曼博士说，"这个研究很清楚，只要调整饮食内容就可能阻止脑部萎缩，保持心智清明。"

（黄惠如、张静慧）

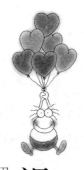

【第二章】漫漫长路,有我陪你

照顾失智症老人是一场长期抗战,学会照顾技巧,让患者的余生过得舒适、有尊严,家属也不致累垮。

给家属的3堂"行前讲习"

孩子，等我一下！

孩子，当你还很小的时候，我花了很多时间，教你慢慢用汤匙、用筷子吃东西；教你系鞋带、扣扣子、溜滑梯；教你穿衣服、梳头发、擤鼻涕。这些和你在一起的点点滴滴，多么令我怀念不已！

所以，当我想不起来、接不上话的时候，请给我一点时间，等我一下，让我再想一想……极可能最后连要说什么，我也一并忘记！

孩子，你还记得我们练习了很多次，你学会的第一首儿歌吗？是否还记得总要我绞尽脑汁，回答你不知从哪儿冒出来的"为什么"吗？所以，当我重复又重复说着老掉牙的故事，哼着我孩提时代的儿歌时，请体谅我，让我继续沉醉在这些回忆中吧！

孩子，现在我常忘了扣扣子、系鞋带；吃饭时，会弄脏衣服；梳头发时，手还会不停地抖。不要催促我，要对我多一些耐心与温柔。只要和你在一起，就会有很多的温暖涌上心头。

孩子！如今我站也站不稳，走也走不动，所以请你紧紧握住我的手，陪着我，就像当年我带着你一步一步地走。

* * *

失智症的病程一般为 8～10 年，有的甚至长达 15 年。如果把这场病比喻成一次漫长的旅程，患者和家属是密不可分的旅伴，那么出发前，家属真的需要做好"行前准备"，才能克服旅途中的重重险阻。

了解疾病，接受事实

"父母是堡垒，为我们抵挡逼近的死亡；只要他们活着，我们就可以幻想自己也能永远活下去。人生路上他们始终和我们长伴左右。坚强而慈爱的父亲和母亲，养育、保护我们，他们怎么可能出事呢？"

美国老年医学医师杰拉德·温诺克在《爸爸教我的人生功课》一书中记录父亲失智的历程，也写出普天下儿女难以接受父母老去的复杂心情。

"他怎么会变成这个样子？"很多家属一开始不能接受家人失智的事实，不了解患者一直出状况是脑部退化造成的，而不是故意找麻烦。"家属要先过这一关。有时要花一两年才能接受事实。"汤丽玉说。

甚至，有时候家属比患者更难接受生病的事实，比患者需要更多时间才能调适过来。信义老人养护中心社工蔡佑岷指出。

"要先克服心理障碍。父母不再是自己的靠山了，现在我们是他们的靠山。"一位家属道出自己的转变。

很多医院的神经内科或精神科、失智症民间团体都有开办课程，圣若瑟失智老人养护中心主任王宝英建议家属去上课，多了解失智症，有助于接受至亲至爱生病的事实，并提早准备，包括心理上准备成为照顾者，"否则患者的每个动作都可能让照顾者抓狂。"

她特别强调全部家属都该上课，而不是只有照顾者需要了解这个疾病，这样大家才有可能分工合作，而且不会过于苛责照顾者。比如患者常会跟别人抱怨照顾者对他不好，不给他吃饭（事实上是他忘掉）、偷东西或跟异性有暧昧（妄想），如果其他家属不了解这是疾病的症状，会真的以为照顾者没有善待病人、行为不检，造成误会、家人失和，照顾者的压力更大。

家属也需要了解失智症是个复杂的疾病，不同患者在不同阶段会有不同症状，每个人退化的速度、失去的功能也不同，"没有两个失智症患者的症状是完全一样的，因此照护方式也必须因人而异。"愚人之友基金会、埔里失智老人照护机构"福气村"教育组主任赵素绢说。

这些症状常跟患者过去的人生经验有关。专门负责老年福利的吴玉琴举例,有些失智老人每到下午四五点就莫名其妙焦虑起来,一直说要回家,原来过去他们在这个时间要去接小孩或孙子放学,或要开始煮晚餐,这种作息在失智后依然隐隐存在,所以每到傍晚就自然而然紧张起来。如果照顾者不了解他们的人生经验,很可能只会阻止或跟他们争辩;如果了解,就可以带他们去厨房协助备餐,化解他们的焦虑。

了解疾病也包括了解、接受目前失智症治疗的极限:无法靠药物根治或痊愈,只能力求延缓退化。

信义老人养护中心社工张涵容说,很多家属抱着"在我的照顾下,他一定会越来越好"的想法照顾患者,但期望越高,往往失望越大。建议应把照护目标放在帮助患者保有一定的生活功能、维持生活品质和尊严上。

刘秀枝说,药物只要能维持病情或延缓退化,就算是有疗效了,抱着"少输为赢"的想法,才不会太失望。

家人要有照顾共识

长途旅行需要后勤补给,照顾失智症患者也绝不能只靠一个人,而要靠团队。主要照顾者可以由一人担任,但如何分工(晚上或节假日谁来接手、谁负责接送看病或去日照中心、各种照护费用怎么分摊),家人应该早早讨论规划。"如果只靠一个人,他一定很快垮掉，"王宝英说。即使请保姆，也要让她有喘息的机会。

彰化基督教医院心血管病医师蔡玲贞80岁的母亲轻度失智，主要由妹妹照顾，但她每晚会回家陪妈妈吃饭、散步、聊天，一方面给妈妈一些新的刺激，一方面让妹妹喘口气。

最怕众亲友对照顾患者意见多、没有共识，只是徒增照顾者的困扰。一位照顾者就说："家人的意见多到快把人淹没，简直比照顾患者还累。"一位女士独力照顾失智母亲，听到其他家属面对家族排山倒海而来的"关心"，反而很庆幸自己是一个人照顾妈妈。

为患者多想一点

吴玉琴说，以往照顾失智、失能患者是以照顾者为中心，用照顾者认为方便的方式来照顾患者，但现在国际上照护患者的观念已改为以患者本人为中心，思考怎么做对他本人最好。

比如老人吃饭慢吞吞，甚至食物掉到桌上、身上，照顾者为求方便，干脆用喂的；但如果从"尽量让老人发挥功能"的角度考量，照顾者应该让老人自己吃，慢一点、弄脏也没关系，而非事事代劳。

其实，以患者本人为中心也就是对人的基本尊重。

赵素绢举例,有位婆婆过去一直习惯睡在地板上,另一位婆婆养猫养了快十年,视猫为孩子,住进"福气村"后,工作人员尊重她们的习惯,帮习惯睡地板的婆婆在地上铺垫子睡觉,让爱猫的婆婆继续养猫,皆大欢喜。"让失智老人仍然过得自主、喜乐、有尊严。"

(张静慧)

【1分钟医学教室】
父亲得额颞叶型失智症,该提前退休吗

问:父亲现在50岁,得了额颞叶型失智症,医师建议他提前退休,他却想工作到65岁,请问提前退休对他好吗?

答:是否退休,其实要考量的因素很多,包括病情的严重程度,如记忆力、沟通能力、解决事务的能力、压力的适应能力与情绪的稳定与否。另外,也必须考虑工作性质与职场的要求、同事与家庭的支持情形等。

原则上,轻、中度失智症的患者,若能保有一份适应良好、游刃有余、简单安全的工作,适度的环境刺激与人际互动,其实有助于延缓病情。

然而,若工作本身会造成父亲的适应障碍、压力过大,或是缺乏同事人际方面的支持,则应考虑提早退休。

(台北荣民总医院医师陈韦达、刘秀枝共同答复)

要告诉老人他失智了吗

王培宁说,以前大家担心早期诊断出失智症会造成患者及家属恐慌,但现在这个观念已经改变了。

2011年国际失智症协会发表的全球失智症报告,强调早期诊断及介入的益处,比如患者可以安排自己的生活、处理财产、决定后续的医疗照护等,家属也可以做好照顾患者的心理准备、改善居家环境等,而不是等病情恶化了才开始紧张。

同时,研究也显示,大多数早期失智症患者希望知道病情。

家属和照护人员的经验发现,告诉轻度失智的患者他生病了,他还能理解,也能在家人提醒、协助下做些决定,但如果病情已进入中重度,告知病情似乎意义不大,因为他可能已经听不懂别人的话,也无法明确说出自己的想法,而且告诉他的事他也转眼就忘了。

(张静慧)

如何跟失智症患者沟通

爱丽丝想回一封电子邮件,但她发现很难把想法化为文字,再用键盘打出来。屏幕上的游标闪呀闪,好像在嘲笑她。

就在这时,女儿莉迪亚来电,说自己将参与舞台剧演出,希望爸妈能来看。爱丽丝努力想弄懂女儿的话,也想马上接话回答,但几个简单的字词在脑海里搅和,怎么也说不出口。莉迪亚误以为妈妈不想来,丢下一句"算了",悻悻然挂了电话。

* * *

小说《我想念我自己》中,主角爱丽丝罹患早发性阿尔茨海默病,因脑部持续退化,慢慢失去对语言文字的理解与表达能力。听别人讲话,她似懂非懂;想要说什么,却搜寻不到词汇。

跟失智症患者沟通,需要一些技巧:

好态度是沟通的万灵丹

"语气温和、面带微笑,是沟通的万灵丹,"辅仁大学社工系兼任讲师方隆彰的亲人生前罹患失智症多年,谈起跟失智症患者的沟通技巧，他一再强调沟通的态度比沟通的内容重要，"这是老天给失智症患者家属一门独特的功课。"

没有人不喜欢获得赞美、肯定，失智老人也依然需要别人正向的对待。即使他说话时空跳接、错误百出、不停重复陈年往事，也不需纠正、批评、否定、责骂，而要多给正向回应。

赵素绢举例，"福气村"的工作人员曾带老人们去户外踏青，到了目的地，一位老人说："我来过这里好多次，这里一点都没变。"其实他根本没来过。工作人员知道这位老人因失智，无法辨认此时的地点，因此不会用"你才没来过"拆穿他，反而会顺着他的话，接一句"这样喔，那你一定很喜欢这里"，如此失智老人获得接纳，满心欢喜，工作人员也获得老人的信赖，犹如老人的亲人一般，陪伴老人自在地过着自己想过的生活。

建议多用肯定句说话，少说否定句。比如可以说"你穿这件红色衣服很好看"，而不说"不要穿这件蓝色衣服，不好看"。其实意思一样，但用肯定句表达对方更容易接受。

如果一直否定、纠正长辈的话，他们会觉得挫折，久而久之变得退缩、不想开口，语言能力恐怕退化得更快。

张奶奶本来很开朗、热心，跟左邻右舍很熟，失智后，她开始说话不清楚、别人刚讲什么她很快忘掉，有的邻居说话直接，当面说张奶奶："你的脑袋怎么啦？你以前不会这样！"张奶奶的女儿发现，妈妈听了这话很受伤。

说话慢一点，给他时间反应

跟失智症患者说话，速度要放慢，一字一句讲清楚，"就像天线宝宝的说话速度，"护理师黄淑珍在一场讲座中这么比喻。

而且说话时最好看着他，不要背对他或在远处大声嚷嚷。说话者可以从患者的正面接近，蹲下来，视线跟患者同一高度，让他看得到说话者的脸部表情、肢体语言，有助理解语意。

同时，一次问一个问题或给一个指示就好，比如提醒他"去洗手"，等他洗好手再告诉他"来吃饭"，吃完饭再说"去刷牙"，而不要一次给3个指令："你先去洗手，然后来吃饭，吃完饭记得刷牙。"失智症患者记不住。

当病情慢慢加重，很多事照顾者得陪着患者一起做，比如陪他进厕所，提醒他接下来的动作，不然他可能不记得自己来厕所要做什么，站着发愣。"失智者在实践'活在当下'的禅境。上一分钟的事，现在已经忘了。"方隆彰形容得十分传神。

跟失智症患者说话格外需要耐心，要给他时间思考和反应，必要时可重复自己的话。以爱丽丝为例，她正努力思考女儿的邀请，如果女儿多等几秒，或重复一遍刚刚说的话，她可能就跟得上并答得出来了。

帮忙填空，温和纠正

黄淑珍说，失智老人可能因为找不到正确字词、想不出正确答案而中断对话，场面尴尬，老人也会觉得气馁。

她建议旁人可以帮忙填补空白、巧妙地替他回答，比如子女的名字他只讲得出前一个或两个字，旁边的人可以帮他补完。如果他说错了，可以温和地纠正，比如今天是11月15日，但老人说成12日，可以告诉他"12加3才对"。

当老人很努力地表达自己，可以给他们正面回馈，比如重复关键字或整个句子，让他知道你听懂了。

此外，跟失智老人说话尽量不要用代名词。例如，不要说："你要喝这个还是那个？"而应直接问："你要喝果汁还是牛奶？"不说"他们"，而直接说名字。

建议不要问开放式的问题，比如"下午你想做什么"患者可能无法回答，但可以给选择题："你想去公园走走，还是在家休息？"

有时也可以直接用答案代替问题。比如不用问句"你要上厕所吗"而直接说"厕所在门的右边"。等于提醒他厕所的位置。

避免玩"我是谁"的游戏

很多家属每天都要考患者:"你叫什么名字?你记得我是谁吗?我叫什么名字?我排行老几?"甚至把全家人的名字都复习一遍;如果有访客,还要加考:"这是谁?他叫什么名字?"患者有时会觉得烦,生气不回答,也有些患者确实忘了,答不出来或答错,怎么想还是想不起来,让患者、家属都觉得尴尬、伤感。

这种小测验到底对恢复患者的记忆力有没有帮助,见仁见智,每个患者状况不尽相同。不过,这种情境对老人家来说确实是压力,如果考量患者的自尊心与情绪,专家建议别一天到晚考患者,多用正向、确定的语句告诉他你是谁、你要做什么,比如:"妈,我是你的小女儿小文,我带你去公园散步。"或者"爸,隔壁邻居陈伯伯来了,他来跟你聊天。"帮患者忆起眼前的人是谁、知道他要做什么,心里会比较有安全感,愿意配合。

汤丽玉说,如果希望患者记得自己,最好常常出现在他面前,如果一年才见一次,恐怕很难记得。

用视觉辅助听觉

方隆彰发现,有时让患者用看的比用听的容易理解,他会写白板跟失智亲人沟通,比如"很晚了,你该睡了"。

或者，当问他"要不要吃苹果"时，可以边说边用手指苹果给他看，或把苹果拿到他眼前。

当照顾者希望患者做某些动作时（比如刷牙），可以先示范给他看，让患者跟着模仿。

别跟"孩子"生气

照顾失智症患者必须练就高情商，日子才过得下去。

方隆彰和家人为亲人请了一位看护，这位大姐很懂老人的心理，老人不肯喝水，因此有点便秘。但大姐不勉强他喝水，也不着急生气，而是找机会跟老人聊天、听他讲话、赞美他，趁他开心时，大姐再用"干杯"的方式让老人喝水。

有时候，当患者脾气来了，或症状明显发作，朝夕相处的照顾者往往首当其冲，挨骂挨打都有可能。"患者通常会讨厌照顾者，喜欢那些不常回家的人。"彰化基督教医院切肤之爱基金会执行长詹丽珠说道。

和家人轮流照顾失智婆婆的王小姐说，婆婆失智后会打人、捏人，外籍看护做不到10天就被吓跑了。"人在健康时会用礼教、修养来约束自己的行为，但失智后再也没有这些约束。"王小姐无奈地说。

一位家属说，她调整情绪的方式是把失智的母亲当成自己的女儿。"以前她是我妈妈,现在我是她妈妈。我怎么会跟自己的孩子生气呢?"

另一位家属会自问:如果我是患者,会希望别人怎么对待自己?答案很简单,当然希望别人善待自己。

黄淑珍、方隆彰提醒家属把两句话放在心里:"他病了,他也不愿意变成这样""他跟我们不一样"。从患者的处境去为他设想,家属心里会比较好过。

而且,事实上患者骂完、打完就忘了,跟他生气、计较也没用,更不能期待他会向"受害者"道歉。如果照顾者一直无法释怀,很容易变成恶性循环,患者与照顾者长期处于紧张状态。

别在患者面前谈论他

很多人以为失智症患者糊里糊涂、听不懂别人的话,于是就在他面前评论他,或抱怨他很难照顾。

其实,失智症患者是有感觉的,这些话他即使只能理解片段,但还是会难过;有些患者有妄想,看到有人交头接耳、窃窃私语,会误以为是在说他的坏话,引起不必要的误会。"他们也有喜怒哀乐,跟一般人一样。"埔里失智老人照护机构"福气村"村主任陈秀凤说。

刘秀枝说,失智症病情有轻有重,不是什么都不知道、没有感觉,他知道谁对他好,也可以做简单决定。

　　李小姐的婆婆轻度失智,有一次孩子的学校办园游会,婆婆想去帮忙,但孩子拒绝了,婆婆难过地说:"你们是不是怕我去会让你们丢脸?"很显然她是有感觉的,会觉得自尊心受伤。

　　多位家属说,虽然父母已退化到不认得他们、叫不出名字,但仍会对照顾他们、常来看他们、对他们好的人微笑。

　　"我不一定记得你说过的话,但你对我真心的关怀,我是心领神会的。因为,我还活着,我是有感觉的!"方隆彰代表失智症患者说出了他们的心声。

(张静慧)

【1分钟医学教室】
读懂患者的肢体语言

失智症患者的语言表达越来越不清楚（比如讲到一半就忘词，只会讲单字而不会讲完整句子），对别人说的话也反应不过来，有时要靠照顾者察言观色，注意肢体语言和表情，才能明白患者的意思。

很多家属发现，患者想上厕所时会东张西望，想站起来，这时照顾者就可以赶快上前协助。有时患者莫名其妙闹情绪、躁动不安，也可能代表饿了或想上厕所，就像婴儿一样，因为无法说话，只好直接表达情绪。

照顾者跟患者相处一段时间后，应该可以摸索、归纳出一些患者的行为模式，进而先知先觉，预防状况发生。

台北大学医院家庭医学科主治医师彭仁奎说，失智症患者跟一般老人一样，会有疼痛的困扰，原因可能有：

- ●缺乏运动，造成肌肉紧绷。
- ●翻身摆位不恰当，压迫到身体某个部位。
- ●退行性关节炎。
- ●骨刺。

- 褥疮。
- 便秘。
- 尿潴留。
- 消化不良。

轻、中度失智症患者还能表达哪里痛，但重度以后的患者已经很难用语言与人沟通，如果不舒服，只能用表情（眉头深锁）和躁动（抓扯东西、喊叫、呻吟）来表达。至于究竟是哪里痛，有时不一定检查得出来，只能用猜的方式。

（张静慧）

帮老人打造舒适安全的家

爱丽丝持续服用治疗阿尔茨海默病的药物，但病情没有明显起色。

暑假，她和丈夫去海边别墅度假，一天早晨，他们准备一起去跑步，她想先上个厕所再出门。

她打开客厅的一扇门，咦，不是厕所；再打开另一扇门，奇迹仍然没有出现。她惊慌失措，不敢相信竟会在自己家迷路。就在这时，尿液和泪水同时流了出来。

* * *

如果失智症患者的定向感受损，不但外出时容易迷路，严重时在家里也会迷失方向，连带发生跌倒的危险，因此需要家属格外注意，及早帮老人准备友善的生活空间。

信义老人养护中心社工张涵容说，很多失智长辈轮流跟不同儿女住，这或许减轻了照顾者的负担，但对失智症患者来说却不是好的安排，因为必须不停地适应新环境、新路线，比如本来从房间出来右转可以到厕所，换了地方可能就不是这样；外面的街道、左右邻居也都变了。每换一个地方就必须重新适应一次，对长者来说很辛苦、很受挫折，迷路的风险也大增。

汤丽玉认识一位失智长者，他过去是医师，一共有3处住所：老家（年轻时开的诊所）、中年时自己买的房子、女儿在台北的家。结果他住在老家时状况最好，好像根本没生病；住女儿家时最不适应，常因找不到厕所而失禁，也不会用女儿家现代化的设备。

"失智老人在熟悉的地方功能最好，"汤丽玉说，当老人熟悉空间的功能与意义，可以不需他人协助就做到想做的事，这样有助维持他的大脑功能，不致退化太快，而且情绪稳定。

如果没办法让老人家留在老家，至少可以帮他营造熟悉、亲切的感觉。

切肤之爱基金会执行长詹丽珠建议，可以把失智症患者住的地方布置得像他原来的住处，比如搬来他熟悉的家具、寝具、生活用品，贴一些老照片让他回味，让他有安全感，也不会一直说"要回家"。

除了营造熟悉的感觉，失智老人的生活空间首重安全，包括：

1. 防跌倒

● 避免用光滑的地砖或在地板上打蜡，不要用太复杂的图案。

● 浴室内铺防滑垫或贴止滑条、马桶及浴缸加装扶手。

- 不堆放杂物、不放易倒易碎的摆饰（如花瓶）。
- 电线及延长线应收短或固定好，以免绊倒老人。
- 光线充足，夜间也要有夜灯，方便老人起来上厕所。
- 地上不放小地毯，免得滑倒。
- 楼梯也容易让老人跌倒。建议把他们的房间安排在第一层；如果不得已必须住楼上，楼梯边缘可贴上不同颜色的止滑条，颜色呈现对比，老人看得清楚阶梯，就不容易跌倒；楼梯也应加装扶手。
- 老人房内可放马桶椅，夜间如厕就不必走出房间，降低摔跤风险；床旁边可放稳重的家具，老人起身时可扶着。

2. 防迷路

老人的房门可以贴上他的照片，或挂一样对他有意义的东西，比如以前是农民，就可挂上斗笠；厕所门口可以贴上"厕所"两个大字（轻度失智症患者还认得字）或马桶的图片；厕所的门保持开启、夜间开灯，这些"线索"都能引导他们进去。

3. 防中毒

- 药物、清洁用品放在上锁的柜子中。
- 安装有安全开关的煤气灶及煤气外泄探测器。

4. 防烧烫伤

病情进入中度以后，最好不要让患者自行操作炉具，他们可能忘了关煤气，或因不会操作电器而发生意外。必要时可关上或锁上厨房的门。

有位失智老人曾把电饭锅放在电磁炉上面，打开电源，结果电锅下面的塑胶部分都溶掉了，家人进门时闻到呛鼻的味道。

老人拿得到的热水应控制在安全的温度；浴室可用定温水龙头，以免洗澡时烫伤；冬天使用电热毯、电暖器时也应谨慎。

5. 防碰撞及切割伤

尖锐处如墙角、桌角可用包垫或海绵包起来；菜刀、刀片、剪刀应收进柜子里。

6. 防镜像造成困扰

汤丽玉说，中重度的失智症患者无法理解镜中的影像是自己，会对镜像说话，生气时会对镜中的自己说"你给我走开"，要打对方，还到镜后找人。要避免这种状况，可把镜子、会反光的玻璃用雾面纸贴起来。

此外，会反光的地板、地砖容易让患者误以为地上有水而不敢走过去，所以最好避免用反光材质。

此外，失智老人会有游走的习惯，汤丽玉建议可以设计回路式空间，让长辈活动。比如把家具四周空出来，长辈可以围绕着家具外围走动。

她也建议种些植物，比如老人熟悉的桂花、玉兰花、九层塔等，有香味又能摘下冲泡成茶饮，刺激多种感官。但要注意植物是否有毒，以免老人误食。

（张静慧）

【1分钟医学教室】
及早准备无障碍环境

失智症患者慢慢不良于行，将来可能需要用助行器、坐轮椅，建议家属及早准备无障碍环境。

评估老人需要哪些服务或设施（比如打掉门槛、铺设斜坡以便轮椅进出），家属可依评估结果找人来施工，为照顾失智老人提前做准备。

（张静慧）

7 招克服轻度健忘

轻度失智症患者记忆力减退,尤其记不住刚发生或刚做过的事,常常反复问同样的问题,找不到东西,或者讲话、做事到一半中断,想不起来下面要讲什么、做什么,需要许多"帮手"来帮他们克服健忘。

1. 写下来

比如用记事本写下当天行程、重要约会、重要人名、待办事项等,做完一项就打勾。也可在墙上、白板上贴上大张周历或便条纸,记下重要的事情。如果习惯用手机记事、用铃声提醒,也可以继续维持。

把常用电话号码抄下来,放在电话旁,免得忘掉。

可在常经过的地方贴大字标语,提醒自己做某些事,比如在饭桌旁贴上"吃完饭记得吃药",在门口贴上"记得带钥匙出门"。

2. 东西放在固定地方

皮包、证件、印章、存折、眼镜、假牙等常用重要物品,要养成放在固定位置的习惯,家属可帮忙提醒,并看着他把东西放到该位置(比如睡觉前,提醒老人把假牙拿下来,放在洗手间的漱口杯里),如果将来他忘了,至少家属知道东西在哪儿。

3. 贴标签

在柜子或抽屉外贴标签,方便找东西。

4. 张贴操作说明

有些家务、电器需要较多步骤才能完成,可以张贴操作说明,比如在微波炉旁贴上:

● 把食物放进去,关上门。

● 按"时间"键,两三分钟就够了。

● 按"开始"键。

● 听到"叮"的一声,表示热好了。

5. 固定做事步骤与生活作息

提醒患者用固定的步骤做事,养成习惯,就不会出现做到一半忘掉下面要做什么;而且要做完一件再做另一件,不要同时进行两三件事(比如利用烧开水的空档去洗衣服),否则会很混乱,每一样都没做完。

失智症患者需要规律的作息,什么时间做什么事尽量固定(比如午饭后小睡,小睡后外出散步,晚上10点上床),有助稳定病情。

6. 使用药物整理盒

家属可以协助患者把药物放进药物整理盒，按医嘱服用。患者服药时家属最好在旁，免得吃错药。

7. 提醒时间感

失智症患者会渐渐失去时间感，搞不清现在是何年何月何日。家里可以挂上大字的时钟、日历（每天撕一张，可提醒一天又过去了）、订报纸，这样有助于他们恢复时间感。

日历还有一个妙用。失智症患者常忘了自己刚吃过饭，可以让他饭后在日历上打勾做记号，如果过一会儿他又要求吃饭，家属可以提醒他去看记号。

（张静慧）

怎样帮老人增进食欲

挥汗如雨做出一桌菜,家里牙口不好的老人却无福消受,令人气馁又担心。老人如果进食情况不好,体力和抵抗力就会直线下滑。

失智老人的食欲变差,家属常担心是不是自己照顾得不好。

彭仁奎说,失智症患者病情进入中度后,常会越吃越少,原因可能有:活动量减少,需要的热量也减少;脑部退化,影响食欲中枢,因此不觉得饿、不想吃;口感、味觉改变,原来爱吃的现在不喜欢吃了。

此外,老人家的牙齿常有状况(松动、缺牙、牙周病、假牙不适),影响咀嚼、吞咽,或者便秘、腹胀,都会让他们不想吃。

如何打理银发族的餐点,兼顾营养健康,又让他们开怀享受美食?

3位走访了许多老人安养中心的主厨,分享了从选对食材及烹调方法着手,煮出让老人吃得笑呵呵的佳肴的经验。

用心挑选适合银发族的食材

选对好食材，料理就成功了一半，因为银发族多半咀嚼功能不好，为他们准备的食材更需要特别挑选。

1. 低油脂、容易咀嚼的蛋白质

蛋（蛋花）及豆腐都属于容易咀嚼的食材，适合老人食用。

肉质软嫩的鱼类热量低，富含对健康有益的 Omega-3 脂肪酸，也是牙口不好的人的最佳蛋白质来源。主厨刘仁华建议，为老人烹调鱼料理时，以刺较少，或容易将刺剔除的鱼类，如鲑鱼、鳕鱼、旗鱼、鲷鱼等较佳。

鸡肉比起猪、牛等红肉的热量较低，脂肪也较少，不过肉质比较干涩，因此烹调时可以运用酱汁，或将鸡肉加入汤里一起煮，软化肉质，让家里的老人容易进食。

如果选用猪肉、牛肉，主厨叶承钦指出，最好的部位是腰内肉（一般称"菲力"），这里的肉质软嫩，油脂少，而且不带筋，非常适合老人食用。还可以利用偏瘦的肉馅来做创意料理，例如蒸蛋或煮汤。

2. 煮得软但不糊烂的蔬菜

老人活动量不大，排便比较不顺畅，因此应该多吃些蔬菜。曾经为老人安养院设计餐点的耕莘医院永和分院营养师吴宛颖观察，将食物煮成糊状虽然方便老人家进食，但他们往往对于糊烂的料理没兴趣，甚至对切得很小块的食物也提不起食欲，"他们其实希望吃一般人吃的东西，不想被当作老人。"因此，煮得软但不容易变形、变色的食材，比较受银发族欢迎。

例如各种瓜类或根茎类食材，如萝卜、山药、芋头、地瓜、南瓜、马铃薯等，切成适当大小的块状，煮过之后变软，还能维持形状，就能满足老人的需求。

擅长西式料理的主厨叶承钦指出，白芦笋也耐久煮，像法国料理会以鸡肉高汤炖煮白芦笋，使之软烂入味，不过绿芦笋就不能久煮，会变色变味。

叶菜类需要特别处理，例如取出中心部位比较嫩的叶子，或将菜叶和菜梗分开，只取菜叶切成适当大小，丢入鸡汤或高汤里，小煮一下就取出让老人食用。

主厨刘仁华建议，也可仿照上海菜饭的做法，将菜叶切碎，丢入蒸好的饭中闷一下，拌一拌就可以吃了。

3. 避免难嚼易呛的食材

比如糯米制品（如粽子、油饭、年糕），不易咀嚼也不好消化；点心则避免提供麻糬、果冻，这种食物容易呛到。

简化烹调方法，炖、煮、蒸为主

为老人家料理食物，应以简单烹调为原则，保留食物原味，炖、煮、蒸为主，偶尔搭配炒或煎，但要降低用油量。尽量避免油炸，因为高油有损健康，而且炸过的食物比较硬，老人不容易进食、消化。

到了重度失智以后，吞咽开始出现困难，容易呛到，因此慢慢不适合吃固体食物；需要改成软质、软固体或液状食物，比如用鸡汤或排骨汤熬稀饭、用果汁机将食物打成泥状、煮浓汤（清汤流动速度快，易呛到）等。

美化食物，挑起食欲

除了满足味觉之外，从嗅觉及视觉上去挑起食欲也很重要。

主厨宋琼宏指出，老年人味觉退化，食之无味可能令他们胃口不好，与其以不健康的重调味去刺激食欲，不如注意料理配色以及善用各种天然气味较重的香料，像是九层塔、大蒜、胡椒等，让他们在视觉及嗅觉上获得满足。

帮老人夹菜备餐

双亲都八十多高龄的宋琼宏依自身经验提醒，老人可能因为手指协调能力变差，夹菜吃力或夹不好，因此容易只吃自己眼前的那盘菜，或只吃饭不配菜。所以吃饭时，他会准备餐盘，先将每一种菜都夹一些到盘中，就像吃自助餐一样，放到父母面前，再让他们进食，这样父母就会把盘里的菜吃完，均衡摄取到每一种食物。菜色不需要太多，以免让父母眼花缭乱，不知从哪一样吃起。

不过，如果老人手指的功能还没有退化得太厉害，最好尽量鼓励他们自己夹菜；如果还能自行进食，家属或照顾者就尽量不要喂食，以免手指功能退化加快。

如果老人已经不太会用筷子夹菜、吃饭，可改用汤匙、叉子。

吃饭时，可以播放老人喜欢的音乐，心情好，有助增强食欲。

彭仁奎医师提醒，如果失智老人实在吃不下，家属也不需太勉强，如果硬塞下去，可能引起肠胃不适。许多经验丰富的照顾者也归纳出一个原则：衣多穿一件，饭少吃一口。

长辈一直吃不停，怎么办

失智老人可能因为记忆力衰退，忘记自己吃过饭了，或者因脑部退化，造成饥饿与饱足感异常，而一直吵着要吃饭，不给就生气、骂人，让照顾者很困扰。切记，不需要跟患者争辩到底吃过饭没有，否则可能会吵个没完没了。建议可以试试以下方法：

● 吃完饭，让患者在日历上打勾做记号。

● 如果患者说饿，可提供低热量的饼干或水果。

● 找出其有兴趣的事转移注意力。

● 如果患者会开冰箱找东西吃，吃到过量，甚至把冰箱里的食物一扫而空，可考虑将冰箱加上扣锁，过期不新鲜的食物也要常常清除。

（张静慧等）

【1分钟医学教室】

帮老人做好口腔卫生

牙齿的健康状况明显影响食欲,同时,重度失智老人已无法用语言说出牙齿不舒服,只能用躁动来表达,有时照顾者不容易猜出他到底怎么了。因此,预防牙齿出状况才是上策:

- 提醒患者饭后刷牙,至少要漱口。
- 如果患者不知道如何刷牙,照顾者可在旁示范;如果他已无法自己刷牙,就由照顾者代劳。
- 定期涂氟,预防蛀牙。可到有身心障碍牙科门诊的医院就医,医护人员知道如何跟他们互动,免得老人抗拒。

(张静慧)

帮助老人在生活中复健

● 妈妈以前是裁缝,失智后,女儿不再让她拿针线,怕她刺伤自己。有一次,照顾她的护理师衣服扣子掉了,妈妈手法利落,很快帮护理师缝好扣子,让大家十分惊讶。

● 伯伯是东北人,爱吃面食,虽然他的记忆力不行了,但擀起饺子皮仍然有模有样,嘴里还边说:"我以前很厉害,干得更快!"

* * *

治疗失智症不能单靠药物,非药物治疗也是很重要的一环。非药物治疗其实可以融入日常生活里:

1. 多看他的"能"

职能治疗师柯宏勋说,国外的失智症研讨会会请轻度失智症患者上台演讲,分享心路历程,他们不把患者视为"病人",而仅视为"长处不一样"的人。

他说,失智症患者的功能像缺掉的拼图,并不是完全没有功能,而是需要照顾者帮忙连结。虽然他们的认知功能、行动能力已有障碍,"但正因为做不好,所以需要旁人引导,帮忙他发挥、扩大他的'能',而不是一直看他的'不能'。"

比如,失智老人还能走路,每天都想出去走走,家属不妨找时间陪他一起去,而不是担心老人可能跌倒、迷路而不让他出门,这样等于压抑了他的"能",久而久之,行走能力恐怕退化得更快,"能"变成了"不能"。

2. 继续原本喜欢、擅长的事

柯宏勋提醒照顾者,安排活动时要顺应长者的喜好,和他过去的经验连结,老人才会乐意参与。

比如,有些老人生病前喜欢打麻将,病后仍可以安排这类活动,但有些老人认为打麻将是一种赌博,过去就很反感,生病后如果让他打麻将,他一定不愿意。

柯宏勋遇到过一位老婆婆,她坐不住,一直想离开日间照顾中心,工作人员怕她走失,曾用约束带把她绑起来。

柯宏勋知道老婆婆过去在工厂工作,手很巧,便让她来帮忙折传单,老婆婆眼睛一亮,折得很起劲,不会一直想站起来走出去。

南投埔里失智老人照护机构"福气村"有一位患有失智症的老伯不时有妄想、幻觉,担心"窗外有人要来抓我",工作人员知道他曾是军人,便找他一起去巡逻,发挥他原本的专长,也顺便澄清妄想，心里更踏实。

还有一位老婆婆很会祷告，另一位老婆婆失眠，她就帮忙祷告："天上的阿爸，请你帮助……"失眠的老婆婆很开心，直说"赞"。

3. 生活即复健

"失智不等于失能，失智老人可以做的事还有很多。"愚人之友基金会教育组主任赵素绢强调，应该尽量了解失智老人过去喜欢或擅长做的事，在不经意的陪伴下，给他们机会做这些事，并从旁不断给予肯定与赞美。例如一些简单的家务，轻、中度失智老人仍然可以在旁人的提醒、协助下完成。"生活即是复健。这样可以让他们保持自信、自尊，觉得自己是有用、有价值的。"

"福气村"的工作人员会带老人们一起去买菜，跟店员互动、学习用钱；菜买回来后，让几位老婆婆围在一起挑菜、削皮，这些事情过去她们做了几十年，大家做得很上手。

有位老伯每天一定要散步，于是养护中心请他帮忙去邮局寄信。别小看寄信这件事，信件必须分本地、外地、平信、限时，等于是认知训练，而且同时运动到肢体。

即使聊天也可以有治疗效果。比如可以问老婆婆："这道菜要怎么做？要先放什么？你教我好不好？"让她一个一个步骤回想、讲出来，甚至示范，同时运用脑、手、眼、口，"等于是认知功能训练,也刺激多重感官。"护理师黄淑珍说。

也可以拿出老照片,让他认人、回忆往事、唱老歌,做怀旧治疗。

把复健融入生活,患者的进步看得见。

"福气村"有一位老伯,刚来时说话不清、嘀嘀咕咕不知在说什么,但住一段时间后,说话清楚多了,去买东西知道从口袋里掏钱。

4. 满足需求

活动安排也需顾及老人的需求,有时因人而异。

汤丽玉举例,人本来就有拥抱与被拥抱的需求,很多失智症患者进入中重度后,很喜欢抱娃娃,会把洋娃娃当成真的婴儿一样抱在怀里,跟它说话、发出咯咯声逗它,或者讲一些别人听不懂的话。因此照顾者可为患者准备洋娃娃,让他们满足拥抱与照顾别人的需求。

(张静慧)

【1分钟医学教室】
老人没兴趣参加活动怎么办

柯宏勋建议用以下技巧引导老人参与活动：

● 赋予活动意义。跟老人说"我们去散步"，他可能没兴趣，可以改说"去买你喜欢吃的东西""去找某某聊天"，引出动机。

● 让他觉得自己有贡献。比如当老师或照顾者的助手。

● 找他喜欢、熟悉的人一起参加。

● 如果他暂时不想参加，可让其先在旁边看，不用勉强，等待适当时机再邀请他参加。

● 适当赞美老人。

（张静慧）

失智症患者如何做好财务规划

建议家属首先要弄清楚老人的财务状况，包括存款、股票、基金、贷款、保险、房屋契约或租约、各种账单、各种补助津贴等，把一些重要文件及证明搜集好，以备不时之需。

建议考虑用下列方法协助患者管理金钱：

● **推选代表管钱**

埔里失智老人照护机构"福气村"村主任陈秀凤说，当患者的记忆力明显减退、经常找不到东西时，家属可共同商议，推选一位可以信任的家属来管理患者的印章、存折、借记卡、信用卡、房产等。

● **防乱花钱**

失智症患者判断能力不如一般人，有时会表现在用钱上，比如重复买一大堆同样的东西、把钱统统给乞讨者、借钱给根本不熟的人，等等，他们已无法判断这样做是否正确。建议不要让患者带太多钱出门，尽量换成小额钞票、零钱。

● **防诈骗**

向金融联合信用中心申请，将失智症患者注记为"无法核卡、核贷"，以免成为诈骗集团办信用卡及贷款的人头。

失智进入中度后，尽量不要留患者单独在家。曾有患者开门让人进来检查煤气，结果莫名其妙被收了几千元，他也乖乖照付。家属回来只看到一张没有盖公司印章的收据，到底有没有检查煤气，谁也不知道，患者也说不出所以然来。

如果患者入住护理机构，通常不需要带钱在身上，家属可放一些零用钱在机构会计处，如果患者临时需要买用品，可由这笔零用钱支出。

1. 预先规划，避免将来撕破脸

更需要谨慎处理的是大笔的财产，包括过去的积蓄、退休金、不动产等，否则将来子女很可能为了分财产而闹翻，甚至对簿公堂。刘秀枝就曾为了患者身后的财务纠纷而以证人身份出庭，说明患者当时的病情和认知功能，但患者是否能决定财产如何分配，最后还是由法官判决。

最妥善的方法，是患者在病情还轻微，甚至身心健康的时候，就及早规划财产怎么处理。"轻度失智症患者不见得完全失去自主决定的能力。"刘秀枝强调。自主决定的能力包括了解一件事的内容、正确回答问题，并做决定。

"有智慧的父母,会事先规划好财产,避免将来有纷争。"吴玉琴说。

2. 财产交付信托,先保障自己

至于轻度失智症患者该如何规划财产,吴玉琴一再提醒:"要先为自己着想。自己用不完,再留给子女。"

首先,可以考虑用退休安养信托的方式,将财产委托给银行保管,可按月、按季或按年提拨一定的金额作为生活费,专款用在自己身上;也可以约定每月将一笔费用汇入照顾者或护理机构的户头,确保这笔钱能用来照顾自己,不致被他人挪用;也可以跟银行约定,将来往生后剩余财产如何分配,比如分配给儿孙、捐给公益团体等。

信托的对象也可以是个人,但吴玉琴不建议这样做。因为个人可能死亡,且有道德风险,"你真的不知道他会怎么对你。"如果托给银行,就不需担心这些事。

此外,患者也可选定信托监察人(可找信任的家人或社会福利团体),监督钱有没有被善用,比如照顾者或护理机构有没有好好照顾老人家。

3. 延长自己的"利用价值"

不动产的处理较棘手。虽然也有不动产信托,但吴玉琴指出,银行业者并不是很有兴趣承办。

吴玉琴提醒，不要先把房子过户给子女，可以用预立遗嘱的方式处理房子。也就是说，患者去世后，房子才归儿女所有。

"太早分完财产，老人变得没价值。我看过太多悲剧了，实在不得不提醒老人家注意。当然不是每个子女都如此，但是不得不防。一旦要向别人伸手要钱，就可能没了尊严。"吴玉琴沉重地说。

她接触到不少老人一心想把积蓄、房产留给子女，却很少为自己打算，她总是苦口婆心地说："这是你的辛苦钱，你已经把小孩养大了，你没欠他们什么！钱先用在自己身上，等你不在了，再把遗产留给子女。钱不会跑掉！"

4. 借"监护宣告"保护财产

如果没在轻、中度失智时规划好财产，当病情进入重度以后，患者已失去自主决定的能力，大概只能倚赖家属来管理、处理财产了。

此时家属要预防患者的财产被骗、被不当使用或不慎为人作保等，可由配偶、直系亲属或最近一年内有同居事实的其他亲属，携医师诊断证明，向患者户籍所在地的法院申请"监护宣告"，如果法院裁定监护宣告成立，表示认定患者已丧失行为能力，法院会选定一人或数人担任监护人，负责管理患者的财产及后续医疗照护；如果是单身、没有子女的老人，可由主管机关或社会福利机构申请监护宣告。

如果法院认定患者的情况并未严重到需要监护宣告,可能会裁定"辅助宣告",将来患者消费借贷、赠予或信托、诉讼、不动产处分等行为,都需要经辅助人同意。

在法院完成裁定前,患者的行为仍然有法律效力,家属必须特别留意。

(张静慧)

如何处理患者的问题行为

"在每位失智老人的身上,我都看到返老还童的奇迹。他偏食挑嘴,又老是认为自己还没用餐;他懵懂未知,有时连人时地物都能张冠李戴;他固执偏激,即使错误百出,却对自己坚持的事永远不肯让步;他好奇贪玩,还不记得回家的路,却日夜不分地想闯出门到外面探险;他喜怒无常,方才为了芝麻蒜皮的事大发脾气,此时却立刻乐不可支;他词不达意,却亟欲表现自己的能力,有时不得不比划手脚和人沟通……"

* * *

失智症患者家属黄怡祯写下这篇《返老还童》,参加失智症协会举办的征文比赛,让许多家属和照顾者看了心有戚戚焉。

失智症确实让人"返老还童",仿佛回到天真无邪的儿时,但对照顾者来说,陪伴这样的患者却非易事。

除了记忆力越来越衰退,失智病程进入中重度后,患者也会渐渐出现各种令人困扰的行为,比如认错人、以为家人是陌生人而要赶走他、怀疑配偶不忠、日夜颠倒、随地便溺等,有时情绪起伏也很大,让照顾者疲于应付,压力沉重。

王培宁提醒,当失智症患者出现令人困扰的行为,要先注意是不是身体不适引起的,例如失禁,不一定是失智症的症状,也有可能是前列腺或尿道感染的问题,需要先到泌尿科检查;老人常出现疼痛、便秘等困扰,因失智症患者语言能力衰退、表达不清,旁人不了解他到底怎么了,所以患者只好用喊叫、躁动不安来表达。

如果病情突然恶化、问题行为突然变多,可能是感染(如感冒)、电解质不平衡、轻度中风或脑瘤影响了脑部功能,建议就医检查,必要时住院治疗。

顺势＋转弯,轻松解难题

如果排除了生理不适,患者异于常人的行为依然存在,这些就属于失智症的症状,虽然药物可以减轻部分症状,但主要还是得靠照顾者、家属的"十八般武艺"来搞定。

跟失智者相处有三大原则:

1. 顺势

顺着患者的话和想法来应对、处理,尽量不纠正他或起争执。汤丽玉说,跟轻度失智者讲理可能还有用,但是当他脾气来了、当下理解困难,或病程已发展到中度,通常讲理就没有用了,最后往往以吵架收场，原本照顾者希望患者配合的事也做不成。

刘先生过九十高龄的父母先后失智，父母生病后，他才深刻体会到孝顺的"顺"是什么意思。"你就是没办法讲理，只能顺着他们。"

2. 转移注意力

失智症患者脑部退化、记忆力短暂，说过的话、做过的事转眼就忘，照顾者不妨善用这点，并搭配患者有兴趣的事，转移他对某些事情的执着。"先顺再转，是最省力的互动方式。"曾照顾失智亲人的辅仁大学社工系讲师方隆彰说。

3. 转弯

照顾失智者需要耐心，更需要创意。一种方法没用，就换另一种。很多照顾者都是在不断失败、尝试中摸索出最适合的照顾方式。"照顾失智症患者是在斗智。照顾者就像机器猫，不管患者出了多少状况，机器猫都能从口袋里掏出一样工具来解决问题。"台北市圣若瑟失智老人养护中心主任王宝英生动比喻。

善用上述三原则，可帮助家属处理失智症患者常见状况：

● **忘记吃过饭、抱怨家人不给饭吃**

照顾者可顺着患者的话说："好，我去弄点好吃的给你。"再拿水果给患者吃，他可能就不抱怨了，其实过一会儿他就忘了，照顾者不必真的再煮一顿饭。可拿一袋硬币请患者帮忙数（很多长辈喜欢钱），转移他对"吃"的注意力。

最忌一直跟患者讲理、否定他："谁说没给你吃饭？明明刚刚才吃过！"谁对谁错并不重要，重要的是让患者和照顾者和平共处，开心就好。"没有必要把时间、力气花在争论上。"王宝英提醒。

●老说"我要回家"

失智症患者有时会失去对地点的概念，不知道自己在哪里，比如明明在家，却嚷着要回家。照顾者可以说："好，我先去煮碗面给你，吃完我就送你回家。"然后打开电视转到他喜欢的频道。过一会儿他就忘了这件事。

王宝英照顾的一位老伯，人已住在安养中心，但到了傍晚就会来跟她说："谢谢你们的照顾，我要回家了。"完全忘了自己住在这里。王宝英不纠正他，顺着他的话说："你要不要等我下班，我们顺路，可以一起走。"等一下有人叫老伯去吃饭，他就忘了要回家。如果用一般人的思维方式跟他争辩"你要去哪里？这里就是你家"，反而会纠缠不清。

●疑神疑鬼（妄想、幻觉）

失智症患者可能出现妄想，比如怀疑别人要害他、偷他的东西、配偶不忠，把家人误认为陌生人，等等，最常陪伴在他身边的照顾者常变成头号"嫌犯"，蒙受"不白之冤"。电影《女人四十》中乔宏饰演的失智老人错认儿子是坏蛋；纪录片《被遗忘的时光》中的失智老人尹伯伯，也怀疑身边潜伏着很多坏人，并深信阳明山上也有坏人；王宝英认识一位家属，她失智的父亲每次见到她就莫名其妙大骂她"不守妇道"，要她下跪，让她痛苦不堪。

遇上这种有理说不清的状况，建议引起患者生气的人先离开现场，由其他人来当救兵、打圆场（因此照顾者最好不止一个人），再用患者有兴趣的事来转移注意力。

一位家属分享，他失智的妈妈会怀疑先生有外遇，怎么解释都没用。后来他发现用老照片转移妈妈的注意力很有效。他们在家中各处摆了老照片，每当妈妈开始疑神疑鬼，儿女就赶紧拿起爸妈当年出游的照片给妈妈看，唤起过去记忆。她拿起照片就开始回忆：这是那一年跟你爸出去玩拍的……不再追究"外遇"之事。

有的失智症患者还会出现幻觉，比如说窗外有人要来抓他、地上有好多蚂蚁，照顾者可以顺着他的话说："你会担心哟。好，我去外面看看，把他们赶走。"或找患者一起去巡逻，让他放心。尽量不要劈头就否定他："外面没有人，你看错了！"赵素绢建议。

王宝英说，从另一个角度来看，妄想也是一种"能力"，表示大脑还有那方面的功能；当失智症恶化到重度时，连妄想都没有了。现在尹伯伯已不再谈关于坏人的事情了，"某种程度来说，我还觉得有点失落。"

"问题"行为其实很正常

其他失智症患者常见的令人困扰、担心的行为还包括：

●常找不到东西

患者常用的物品如钥匙、眼镜可多准备几份；有些患者特别喜欢穿某几件衣服，不妨多买一两件，万一找不到或拿去洗时可以替换。

患者找不到东西时，家属不要责骂，先陪他一起找，然后找适当时机转移他的注意力。

汤丽玉说，有些患者有藏东西的习惯，建议家属化被动为主动，陪他一起做这件事，可说："这东西很重要，我们一起把它收好。"之后当患者问："我的某某东西在哪里？"家属就可回答："我们一起把它藏在那里。"让患者放心。

此外，家人丢东西时要小心，因为患者可能把贵重物品藏在意想不到的地方，比如钱藏在书本或垃圾桶里。

也有些患者会藏一些旁人无法理解的东西，比如在家里各角落塞卫生纸，衣服口袋、皮包也塞得鼓鼓的。汤丽玉说，这可能跟早期的生活习惯有关,不多准备一点卫生纸他们会没有安全感,怕要用时手边没有。不过她认为这类习惯不伤人也不伤己,家属不需要太在意,"就让他这样吧。"

● **同样的事一直问**

比如一天问很多次"现在几点""什么时候去""几点吃饭"等。建议在长辈看得到的地方挂大字日历、时钟,唤起他的时间感。

如果要带患者去某地做某事,不用提前很多天告知,以此减少患者的预期心理和焦虑,避免重复问话。

● **日夜颠倒**

有些患者生理时钟改变,白天睡觉,夜里起来游走、活动。建议家属为患者安排规律的作息,特别在中度失智后,规律生活可让患者比较稳定、容易照顾。可能的话白天尽量外出,让患者晒太阳、活动筋骨、与人互动,晚上会比较好入睡。白天在家时将窗帘拉开,让阳光照进室内。"晒太阳也能改善患者的忧郁情绪。"王宝英补充说。

不少失智症患者会出现"日落综合征"(或称"黄昏综合征"),每到傍晚、天色渐暗时就开始吵闹、躁动、嚷着要回家。这可能是因为失智者的脑部病变影响了睡眠,让他们晚上睡眠浅而短,经过白天的活动,到了傍晚开始体力不支,出现种种混乱的状况。

建议可以在傍晚来临前就帮老人安排好一些他们有兴趣的活动,比如打牌、下棋,转移他们的注意力。不过最重要的还是靠照顾者帮患者建立规律的作息,白天尽量活动,限制小睡,晚上比较能睡好。

● **失禁**

汤丽玉说,失智症患者对尿意的感受及之后该做什么,已出现障碍,等到想上厕所时,已控制不住了,或者已不知道做这件事要去厕所。

她说,患者通常不愿包尿布,勉强包上去也会扯掉,建议家属定时带患者去上厕所,比如每1～2小时就去一次(视水分摄取量而定);出门前也一定先带去入厕。

● **玩排泄物**

有些失智症患者上完厕所会去摸、玩粪便,可能是因为失禁,紧张地想自己处理,却做不来;也可能已经没有"排泄物不干净"的观念,往往引起家人惊叫、斥责。

其实责骂没有用,只会让老人自尊心受伤、更退缩。建议照顾者冷静、迅速清理现场就好。

● **判断力变差**

吃个不停,连不是食物的东西也往嘴里放(药物、厨余、肥皂、清洁剂等)、把钱统统给乞讨者或被骗走、买死掉的鱼……曾经就发生过失智的老太太捡食馊水桶内的带骨猪脚，结果不幸噎死的意外。这些状况该怎么预防？

一是垃圾桶加上盖子、常倒垃圾、定期清除过期食品。

二是危险物品放进上锁的柜子，冰箱也可加装扣锁。

三是药物上锁（包括家中其他人的药），吃药时由照顾者给药，亲自看患者吃下去。不要让患者自己吃药，他可能忘记吃、一次吃好几颗或吃到别人的药。

四是不要让患者带太多钱出门，把大钞换成小钞。

五是如果患者一直买同样的东西，可跟老板商量，由家人拿来换别的东西。

也有些患者会把东西放到不该放的地方，比如遥控器放进冰箱、食物放进衣柜等，这类行为不太容易预防，王宝英建议家属平和地跟病人说："这个东西应该放在……我帮你拿过去。"

"要维护患者的尊严、尝试化解尴尬。虽然患者的行为像小孩，但家属不能用对待小孩的方式对待患者。"王宝英强调，失智症患者虽有认知障碍，但他们觉察别人情绪的能力并未消失。当照顾者不耐烦、生气、责骂病人，他们一样会害怕、焦虑、难过，当双方都有情绪，原本可以处理的状况会变得难以收拾，形成恶性循环。

相反的，如果照顾者保持和颜悦色，时常赞美、鼓励患者，让患者有安全感，他们通常愿意配合照顾者的指令。

有位失智老人总是在客厅随地撒尿，他老婆气得打骂他，但都没用，两人为此一天要吵好多次架。后来他老婆学会定时带他去上厕所，他也很配合，不用打骂，轻轻松松他就解决了问题，日子好过很多。

●拒绝任何事

汤丽玉说，部分患者会出现抗拒行为，变成"永远的反对者"：不肯看病、洗澡、吃饭、散步……最好的方法是制造诱因、投其所好。比如患者爱吃美食，就先让他上馆子吃一顿再去看病（或先看病，后上馆子）；如果患者很节俭，就跟他说"要先看医师才能申请补助"；有位家属失智的父亲不肯洗澡，他发现父亲吃完甜点心情特别好，后来就让父亲先吃甜点再洗澡，结果洗澡成功率大为提高。

也有老人不肯吃饭，可以告诉他："这饭菜是你孙子送来的，刚刚你在睡觉，所以没有叫你。"老人听到孙子关心他，就很高兴地把饭吃下去了。

●性与亲密的需求

老人仍有性需求，汤丽玉说，常见男性失智老人表现出性的需求，但太太可能因为两人已很久没有性生活，或感情不睦，根本不想再有亲密关系,因此对先生的要求感到难为情,产生厌恶、愤怒,甚至有位婆婆说:"如果他真的要这么做,我就去跳楼!"

她建议太太可以这样化解:

一是用拥抱、拍肩的方式表达亲密,讲些甜蜜的话。

二是白天多活动,消耗精力,晚上比较好入睡。

三是有时患者重复要求发生性行为,就跟他一直要求吃东西一样,只是重复的行为,没有特别意义,找些他有兴趣的事转移注意力就可以了。

不过如果照顾者是媳妇、外籍看护,老人家还东摸西摸、作势要抱要亲,甚至说出:"你当我老婆好不好""我给你钱,你跟我睡觉"之类的话,照顾者应马上向失智老人明确表示"不可以"。

赵素绢建议,可以告诉长辈哪些部位是可以碰触的,比如手,而哪些部位是不能碰触的。

汤丽玉说,这些举动有时不一定是因为性的需求,可能只是需要亲密的感觉,照顾者可以拍拍他的手臂、拉拉手,让他们觉得安心。

柯宏勋提醒,对一般人来说,这些举动是"问题"行为,很难理解他们为什么会这样做,但对失智老人来说却是正常的,"因为他的大脑已经退化到那个地步了。"这样想，比较能理解、体谅老人出现的种种状况。

王培宁说，如果患者的问题行为严重到家属无法处理，或有暴力行为时，可考虑用药物治疗，若实在无法控制，也可住院治疗，也等于给家属喘息的机会。

（张静慧）

【1分钟医学教室】
为什么失智症患者抗拒洗澡

很多家属表示,要帮失智症患者洗澡非常困难,简直像打仗,有时得出动三四个人才能顺利完成这一项"不可能的任务"。

失智症患者抗拒洗澡,可能的原因很多,例如:
- 没有"身体脏了、需要清洗"的意识。
- 已不认得照顾者,认为陌生人要脱他的衣服、往他身上泼水,有一种被侵犯的感觉。
- 在别人面前赤裸身体,很尴尬,尤其照顾者是异性时。
- 日夜颠倒,以为现在是白天,不懂为什么要在白天洗澡。
- 曾在浴室滑倒,害怕再次发生。

建议尝试以下方法:
- 找老人最信任的人(如某一儿女)在旁协助洗澡。
- 脱衣服后,用大毛巾包着身体,照顾者站在背后协助清洗,私密处让老人自己洗,以免不自在。
- 浴室放些引起他兴趣的小东西,比如水枪;播放他喜欢的音乐。
- 观察他何时有精神、什么事让他开心，趁那时帮他洗澡；不要选老人疲累、想睡的时段。
- 地板做好防滑设施，加装扶手避免跌倒。浴室内放把椅子，让老人坐着洗，免得站着容易滑倒。
- 有些老人不喜欢看到镜中影像，可把镜子遮起来。
- 用擦澡代替洗澡。
- 洗完澡多赞美他，如"你好香、好漂亮、好帅"。
- 如果老人坚决不肯洗，不要勉强，再找适当时机洗。

（张静慧）

【1分钟医学教室】

为什么有些失智症患者特别难照顾

神经内科主治医师陈仁勇观察,失智症患者有点两极化表现:有些很可爱,很平静接受自己的疾病,也很听照顾者的话,照顾起来容易得多;但有些患者却完全相反,把整个家搞得天翻地覆,照顾者苦不堪言。

他推想,这可能一部分跟患者原本的个性、人格特质有关,原来脾气不好的,通常失智后会更不好,比如忘记吃过饭,家人提醒他已经吃过了,他会很生气,但生病前脾气好的,可能只会说一句"哦,吃过了"后就没事了。

(张静慧)

失智老人吃的抗精神病药物会不会越吃越多

问:失智老人吃的抗精神病药会不会越吃越多?这种药只能让他们情绪和缓吗?能否帮助患者不再产生各种妄想症状呢?当发生妄想症状时,可否在每日应服用的药量外,再随机增加一两颗呢?

答：妄想是失智症患者常有的精神行为症状，常出现的妄想是"被偷窃"或"被害"，总觉得家人偷了他的钱，或是认为有人要下毒害他而不敢吃东西，也有人总是怀疑配偶不忠。患者常常会无中生有，妄想一些从来没有发生过的事情，或是将以前和现在的事情混合在一起，而有了一些非事实的想法。

失智症患者有时抗精神病药物会越吃越多，这不一定是对药物产生抗药性的关系，而是失智的病况起了变化。与失智相关的精神行为症状通常在轻度失智时并不严重，但中重度失智时症状加重，所以常有药物吃得越多病情越严重的错觉。抗精神病药物除了和缓情绪外，也有减轻妄想或幻觉的效果，有些还有镇静的效果。

患者虽然有妄想症状，但若家人能够包容，或是以其他活动或谈话内容来转移注意力，就能帮助他不会只专注于不实的想法而造成自己和家人的困扰。

无论哪一种抗精神病药物，都无法使患者不再产生任何妄想症状，最多只能减少妄想的频率。虽然药物无法使患者不再妄想，但通常可减少患者因为此妄想而出现激动的情绪或行为的次数。在治疗妄想的药物中，有些需长期使用才有效果，有些则可视情况而随机加量，所以请询问医师药物的正确使用方式，以达到最好的疗效。

防走失,家属多费心

照顾者再怎么细心,也很难分分秒秒紧盯着失智老人,最怕一个闪神,老人就不见了踪影。

失智症患者因脑部退化,常有游走的习惯,没有目的的。他们有时会在客厅、走廊或院子转着圈子走;有时会开门出去,问他要去哪儿,他也说不上来;也有患者忘记自己已经退休了,三更半夜不睡,坚持要去上班,这些状况都可能造成迷路、走失。

曾有失智老人早上离开家,全家人焦头烂额找了一整天,晚上接到通知,老人竟在外面摔倒了,被送往加护病房治疗。

作家吴娟瑜的母亲生前罹患重度失智症,2010年底曾走失,她妹妹发动公司同事帮忙找,结果发现母亲在早餐店开心地吃早餐,完全不知道一群人急得像热锅上的蚂蚁。她弟弟也曾在市场跟母亲走散,"就像父母弄丢了小孩,我们会着急、自责、痛哭"。

如何避免失智症患者走失,需要家属费心:

● **做好身份识别**

帮患者做名片,上面写上患者和家属的姓名、电话、地址,出门时放在患者的口袋里；衣服绣上姓名和电话；去警察局帮患者申请指纹建档，万一走失时可比对指纹；准备患者的近照，走失时可马上提供给相关单位协同寻找。

● **居家防护**

用门帘、屏风遮住门，让患者不容易发现门，就不会想开门出去；门的高处加装一个锁，让患者不容易打开；门上挂一个铃铛，开门时发出声响，提醒家人注意。

但不建议家属出门时把门反锁，因为万一有紧急状况（如失火、老人家身体突然不适），里面的人出不来，外面的救护人员也进不去，十分危险。

● **小心在公共场所走失**

出门时，让患者穿戴鲜艳的衣帽，在人群中比较醒目，并要握好患者的手，不要各走各的；最好由两个人陪同，当一人上厕所或分心时，另一人可帮忙看好患者。

汤丽玉特别提醒，失智老人很容易在公厕走失，因为公厕有时会有两个出口，要小心老人入厕后顺着人潮从另一个出口走出去，所以最好有人陪他进厕所，或两边出口都有人把守。

● **跟邻里打好关系**

请大楼警卫或保安、邻居、附近商家帮忙注意，如果看到患者单独外出，想办法拦住他（比如请他喝杯茶、聊几句），并尽快通知家属。

● **使用卫星定位产品**

有专门的商店销售卫星定位产品，老人出门时带着，万一走丢了，家属可通过卫星定位系统找到老人所在的位置。

双管齐下，帮老人回家

吴玉琴建议，当老人走失，可立即双管齐下找人：

● **立即报警**

带户口本、长辈近照向当地警察局报案。尽可能提供详细资料，包括性别、年龄、穿着、身高、发型及其他容易辨识的特征。

● **自行寻找**

走失 24 小时内是寻找的黄金时间，而且家人较熟悉老人的特征、可能去的地方，有机会找到人。

也可与广播电台、当地电视台或医院急诊室联系找人。

（张静慧）

用心选护理机构，家属不再愧疚

王小姐和弟媳轮流照顾失智的婆婆4年，随着病情进入中重度，照顾越来越吃力，但她先生认为不亲自照顾父母就是不孝，所以她和弟媳一直撑着。

直到一天清晨，婆婆说要上厕所，但进了厕所、脱了裤子，却不知为什么又不肯上，一定要去别的地方。不过是上个厕所，竟从5点折腾到8点，一家人实在没辙，精疲力尽。

经过这次事件，王小姐的先生深刻体会到照顾失智症患者并不容易，开始考虑把母亲送到护理机构，否则全家人都会崩溃。但他也很挣扎：这样做是不是遗弃了母亲？她会不会很受伤？我是不是很不孝？护理机构会好好照顾她吗？亲友问起来我该怎么回答？

* * *

没错，让失智老人在家终老是最理想的安排，老人在熟悉的环境、跟熟悉的家人和邻里为伴，会很有安全感，退化得比较慢，但是如果家属因为种种原因无法亲自照护患者，或实在照顾不来，就会面临以下选择：该送老人去护理机构吗？病情到了哪个阶段适合送去？

何时送去？没有标准答案。多位失智症专业照顾者都不建议家属在患者轻度失智时，就送他们进 24 小时的护理机构，毕竟老人希望待在熟悉的环境。

同时，轻度失智症患者的大脑功能退化不算太严重，照顾者在旁提醒、协助，患者多半可以维持原来的生活，再善用日间照顾中心、居家服务等社会福利资源，患者应该可以得到不错的照顾，照顾者也不至于太吃力。

刘秀枝的父母先后失智，母亲失智时，哥哥已退休，和嫂嫂合力把母亲照顾得很好。后来病情变严重，哥哥白天和晚上各请一位看护来照顾她。

不过刘秀枝说，每个家庭的条件不同，不是都能做到像她家这样。她的想法是：如果家属认为护理机构可以照顾得比自己好，就送长辈去住一段时间看看，但要谨慎选择护理机构。

台中市东势区信义老人养护中心社工蔡佑岷说，何时送老人去护理机构，因家庭条件而异，比如家属照顾患者的意愿、照顾能力、亲属间的关系、经济条件、家属原本的工作情形，等等，"其实没有标准答案。"

选择护理机构的注意事项

目前,能代替家属 24 小时照顾失智老人的护理机构有几种形式,如长期照顾机构(其中少数为专责照顾失智老人,多数为失智与失能者同住的混合型照顾)或护理之家。

家属在为老人选择护理机构时,该注意哪些事项?

1. 考量地点

蔡佑岷说,如果能在住家附近找到适合的护理机构最理想,因为可能已有老人熟悉的邻居住在那里,老人比较有安全感。

吴玉琴说,很多人的经验发现,家人常去探望的老人通常会得到比较好的照顾,因此建议尽可能选交通方便的地点。

2. 搜集资料、多打听

搜集各护理机构基本资料、评鉴结果;直接向护理机构索取资料,了解服务内容、收费等;向社会服务人员、其他患者家属、其他亲友打听照护品质。

3. 务必实地访视

选定几家符合长辈需求且经济条件能负担的护理机构,约时间去参访,可以带老人一起去,看看他喜不喜欢那里。最好多几位家属一起去。

访视时可注意：

一是是否合法。可请负责人出示由相关机构核发的许可证明，并看上面的地址是否符合，这是最基本的保障。还要要求提供评鉴结果。

二是安全设施。消防安全及逃生设施、卧房及浴厕紧急求救系统、地板防滑、浴室及走廊加装扶手、有急救设备等。

三是空间配置。有足够的个人空间、活动及社交空间，采光及照明充足；方便轮椅通行；空间布置有温馨的感觉。

四是清洁卫生。房间及厕所干净、垃圾常倒、衣服及寝具常清洗。

五是照顾品质及工作人员素质。蔡佑岷说，一踏进护理单位，可先留意有无尿骚味、粪便臭味，"这反映最基本的照顾品质：是不是老人家解便、排尿后没换尿布？或者厕所打扫得不干净？"

也可问需要照顾的老人数量与照顾人员数量的比例是多少，并观察照顾人员与老人的互动情形，看照顾人员是否有耐心。

吴玉琴提醒，照顾失能者的方式比较死板，其照顾方式一律相同，如翻身拍背、灌食、清理排泄物等，但失智症状却会因个人生命经验而有差异，照顾方式也不全然相同。因此家属可问机构负责人：照顾人员是否接受过失智症照护训练？他们对失智症了解多少？否则容易有错误的对待方式。

失智症患者需要与人互动，以此活跃脑神经，可了解护理机构是否安排一些活动让老人参加。

餐饮方面，饭菜是否是热的；每个老人的咀嚼及吞咽功能不同，是否提供不同形态的食物（如软质或流质食物）；是否提供辅助桌椅，方便进食。

建议可以多访视一两次，例如在晚上、周末或用餐时段去，看看服务人员对老人的照顾品质有无差异。

4. 试住

如果护理机构可以试住，不妨让老人住几天，家属可以常去探望，看老人是否适应。

也建议家属注意护理机构是否用不当方式对待老人。有些护理机构怕老人跌倒或走失，会用约束带把老人绑住。王小姐的婆婆住进护理机构后，也曾被绑住，家属看了十分不忍。如何兼顾人身自由与安全，实在是难题。

吴玉琴去评鉴护理机构时，曾亲眼看到老人被绑在床上，老人家一直叫："我要下来！我要下来！"照顾人员说："因为今天有评鉴，大家很忙，怕他下床跌倒，所以才绑起来。"吴玉琴又生气又难过："老人的权益何在？"

如果常用约束物代替人员照顾，可能代表照顾人力不足，这样的地方适不适合老人入住，家属需要仔细考虑。

5. 签约

入住前需与护理机构签订合同，确保彼此权利及义务，也可考量个别需求，要求护理机构修改合同内容。

建议在签约前，家属间要取得共识，以免主要照顾者选定了某一护理机构，但其他家属之后又反对，徒增纷扰；照顾费用如何分摊家属也应先讨论。

6. 入住

入住护理机构时，可以让老人带着自己熟悉的生活用品、衣服、寝具、纪念品，甚至新房间家具摆放的位置也可以跟旧房间一样，老人住进新居就不会觉得陌生。

入住前几天建议家属常去探视，让老人有安全感。家属间也需协调选出一位紧急事件联络人，方便护理机构联络。

慎选护理机构，不再愧疚

送父母去护理机构，家属很难跨越心里这一关——这样做是不是很不孝？我遗弃了他们吗？

"当家属已无法提供给失智老人合宜的照顾时，用心找个能让他过有尊严、有品质生活的照顾单位，这不是遗弃，而是为了让老人更好。"赵素绢鼓励家属转变观念。

吴玉琴说："帮老人找到合适的护理机构、常去探望，跟护理机构的照顾人员合作，帮她们了解长辈的生命经验，让照顾更上手，这些都是家属可以做的，不需要有愧疚感。"

"你可以每天下班去看看父母、节假日接回去自己照顾几天，并不是把他一直留在那儿。"社工张涵容建议。

亲友、邻居的"关心"也是一关。"很多人认为，失智症患者手脚还利落，不像中风、车祸患者不能动，为什么要送去给别人照顾？"一位失智症患者家属提到，很多人不了解失智症会无形中给家属莫大的压力。

"闲话人人会讲，自己照顾看看就知道了。""台湾失智者照顾协会"理事长、台中荣民总医院高龄医学中心顾问黄孝锵为家属抱不平。

他建议家属，不要怕让亲友、左邻右舍知道家里有失智症患者，反而应该找机会告诉他们失智症的症状、照顾上的不容易。让身边的人了解失智症，如果将来送老人去护理机构，他们应该不会说闲话。

也可以善用"意见领袖"的力量。纪录片《被遗忘的时光》中的主角之一景珍奶奶，以前住农村，和邻里关系很好，她的女儿张淑洁在安排母亲入住照护中心前，邀约了一位跟母亲很熟的老邻居一起去照护中心参访，请她提供意见。结果，老邻居告诉张淑洁："你让你母亲来这里是对的。如果将来有人说闲话，我会告诉他们这里很好。"

当子女已经尽心尽力,应该就可以无愧于良心,无愧于父母了。

(张静慧)

【1分钟医学教室】
老人不愿去护理机构怎么办

黄孝锵有一次跟父母一起出门,路上正好经过一家老人养护中心,他跟太太随口说了一句:"这里环境不错!"没想到说者无意,听者有心,父母可能担心自己以后会被送来,马上变脸。黄孝锵便不敢再讲话。由此可见,许多老人很排斥入住护理机构。

如何让老人愿意接受入住护理机构呢?可以尝试以下几种方法:

● 访视护理机构时带着老人去,看看他们的反应;如果还能沟通表达,可以问问他们喜不喜欢这里、想不想住下来。

- 渐进式入住：先从半天开始，慢慢增加为一天、一天以上。
- 半哄半骗：不少家属是用半哄半骗的方式让老人住进护理机构的。比如告诉他："这间房子是我们家买的，请你住在那里帮忙管理""这个房间是我们帮你买的，你可以放心住"，通常有效。

同时，老人入住后慢慢跟照顾人员熟起来，再认识些新朋友，通常迁居的焦虑感、不安全感会降低，有些老人后来反而不想离开护理机构。

但如果老人持续排斥入住，家属可能就得考虑另做安排了（比如请看护在家照顾）。

（张静慧）

失智症病程与照护情况

病程	常见状况	照护情况
轻度	常忘记刚说过或做过的事、常找不到东西、反复问同样的问题	患者大致可自理生活,原本熟悉的事(如购物、看病、做家务、搭车)也可胜任,照顾者可从旁提醒、协助,不需完全代劳
中度	记忆力衰退严重(比如忘记家里电话、地址、日期、老朋友)、迷路、处理家务或财务有困难,可能有妄想等问题行为,或睡眠障碍	患者渐渐无法自理生活,需要照顾者
重度	记忆持续流失,偶尔会忘记家人和自己的过去,无法自理生活、语言表达困难、经常失禁	日常生活绝大部分依赖他人照顾
深度	几乎完全失忆,偶尔认得出家人,说话令人费解,行走及吞咽出现困难,常有漫无目的的举动	日常生活完全依赖他人照顾。很难自己走路,需别人扶或坐轮椅,需他人喂食
末期	对别人说话没有反应,吞咽困难,可能需用鼻胃管,多数时间卧床,不能坐或站,全身关节挛缩	患者已无法表达感受及需求,照顾者必须自行判断

善用安宁疗护，让他走好

应该就是这几天了。台北马偕医院精神科主任、安宁照顾协会理事方俊凯回家乡探望重度失智的外婆，她长期卧床、关节挛缩，对外界刺激几乎没有反应，由外籍看护在家照顾。方俊凯从外婆的种种生命迹象判断，大限恐怕不远了。

他用大字写下注意事项留给外公：到了那个时候，打电话给高雄荣民总医院安宁病房（因外婆同时罹患乳腺癌，曾住过高雄荣民总医院安宁病房），请他们教你怎么处理。不要叫救护车，不要送她进医院。

3天后，方俊凯留的字条果然派上用场。外婆在外公陪伴、照顾下，在家安详走完人生。

* * *

不是每位重度失智症患者都能幸运得到善终，很多患者还是接受全套的"死亡套餐"——心脏按压、电击、插管……或许延长了几天寿命，却无法跟持续退化的大脑讨价还价。死亡，终究是不得不面对的事实。

病情每况愈下,可考虑安宁疗护

那么,如果家属希望让失智家人得到善终,能做什么?什么时候是安宁疗护介入的时机?

彭仁奎认为,当失智症患者病情出现转折,可以开始考虑接受安宁疗护,比如:

1. 用药无法改善症状,脑部功能持续退化

英国、美国常见的做法是,当患者服用失智症药物一段时间,症状不见改善,明显退化时,就由患者原来的医师找安宁缓和专科医师来会诊,看能为患者做些什么。"做最坏的打算,最好的准备。"

2. 脑部功能严重退化

比如出现很多问题行为、反复感染(如肺炎、泌尿道感染、褥疮等)、身上插管越来越多(如尿管、鼻胃管)、频频住院,患者已无法自理生活,照顾者无法负担照护工作。

方俊凯说,国际上把"呛到引起肺炎"当成安宁疗护介入时机的指标之一,当患者因呛到引起肺炎而插管两次,到第三次还要不要插管,就值得考量。因为患者脑部功能持续退化、反复感染,插管这种侵入性的治疗恐怕已经没有太大意义。

方俊凯认为,"病情进入重度后,患者走路不稳、经常失禁、沟通困难，这时家属的负担最重，就应该启动安宁疗护机制了。"

及早思考生死大事

"学会死亡，你才学会活着，"《相约星期二》一书中的主人翁莫里·施瓦兹说。但多少人愿意提前思考死亡，甚至提早准备这一刻？

"大多数失智症患者都没有机会思考这些问题，表达自己想法，就被送进急诊室或加护病房急救。"彭仁奎遗憾道。而家属也是在重病的家人到了危急时刻，才不得不去想一连串的问题，比如：要不要急救？救，其实急救过程很痛苦，也未必能延长多少寿命，要让家人这样走到人生终点吗？但如果不救，眼睁睁看他走掉，实在太残忍……

这个问题其实有办法解决。美国前总统里根在诊断出阿尔茨海默病后，就预立了医疗计划，值得借鉴。

比如，可以及早思考要不要签署"不施行心肺复苏术同意书"。方俊凯说，跟轻、中度失智症患者解释急救，问他的意愿，他应该还可以理解（失智症患者中午最清醒，建议把握这个时段），有机会自己签署同意书；一旦病情进入重度，就很难沟通这些事了，只能靠家属来决定。

很多子女担心父母忌讳谈死亡,所以不敢提。但方俊凯的经验发现,老人家多半会感受到健康在走下坡,其实未必不曾想过死亡,反倒是儿女难接受、难开口,觉得签同意书好像是在写遗书。

如果患者没有表达愿不愿意接受急救,彭仁奎建议家属也要早点谈这些问题,形成共识。比如患者一再插管、拔管,下次再遇到类似状况,还要再插管吗?

其实最理想的状况是,每个人在健康的时候,就为自己做决定,别把难题留给家人。"人要预先为自己困顿的时候做准备。"彭仁奎说。

"如果有机会救,当然要救;但如果没有机会救,也要善终。"长年推广安宁疗护理念的台大医院金山分院院长黄胜坚常这么说。

当死亡无法避免,且让生死两无憾,生死皆心安。

(张静慧)

【1分钟医学教室】
感染、跌倒，失智症患者的两大威胁

脑部退化通常不会直接致命，造成失智症患者死亡的常见原因是感染，比如因吞咽困难、进食时呛到而引发肺炎及并发症（如败血症）。

另一个威胁生命的是跌倒。老年人神经、骨骼肌肉、视力等机能都渐渐退化，反应变慢，平衡感也变差，本来就容易跌倒，而重度失智症患者行走能力越来越退化，更是跌倒的高危人群。跌倒、骨折，加上种种并发症，常让老人一病不起。

安宁疗护能为失智症患者做什么

安宁疗护的重点放在减轻患者的不适，同时关照身心灵，不再以治愈为目标，而是希望提升晚期患者的生活品质，绝不是什么治疗也不做，让患者等死。

以失智症为例，方俊凯说，居家安宁疗护可以帮忙规划居家环境，减少患者跌倒的概率、指导照顾者调控药物、给家属情绪上的支持以及最后的临终照顾，如安抚家属、指导家属帮患者擦身、换衣服、跟患者道别、协助处理后事等。

如果住在安宁病房，药物调整会比较快，比如患者有时晚上会躁动，可以及时给予药物，帮他安静、入睡。

至于要不要为晚期失智症患者放鼻胃管，则是个两难的问题。

刘秀枝指出，有研究发现，放鼻胃管并没有减少胃酸逆流和吸入性肺炎的概率，也没有明显改善营养状况或提升存活率，所以不建议用鼻胃管为晚期失智症患者喂食。

不过，家属多半无法接受不喂食，担心这样会饿死患者。

晚期失智症患者也常反复感染，要不要持续用抗生素治疗也值得考量。

刘秀枝指出，有研究发现，使用抗生素治疗的患者去世前的舒适度较高，所以还是可以给予适度的抗生素治疗。

（张静慧）

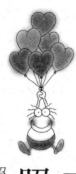

【第三章】

照顾者,请你也保重

照顾失智者的工作很难得到肯定,甚至得孤军奋战。

照顾者该如何爱自己呢?

照顾患者，更要疼惜自己

"照顾失智的婆婆，我一星期就瘦了4斤，还常有胃痛，心脏也不舒服。我先生不怎么帮忙，他负责发号施令，要求完美。我常觉得自己做得永远不够好。"

"我同时照顾失智的妈妈、婆婆，还有一个重度身心障碍的孩子。我也想休息，可是家里没有人愿意帮忙。儿子说：'你为什么不把她们送去护理机构？'小叔说：'你哪有什么压力？不要让她们跌倒就好了。'"

"我已经照顾失智的妈妈18年了，快撑不下去了！"

"我照顾失智的父亲12年了，现在我必须靠喝酒把自己灌醉才能睡好。"

"我的心情很矛盾。照顾得不好，自己会有罪恶感；照顾得好，他活得更久，我的担子不知道什么时候才能放下？"

* * *

不同的面孔，不同的生命故事，但共通的是他们都是失智症患者家属，谈起日益退化的家人、自己肩负的照顾重担，总是讲着讲着，就红了眼眶。

照顾婴幼儿很花心思，照顾失智症患者也是。但不同的是，婴幼儿一天天在成长、懂事，失智症却无法治愈，患者身体各项功能只会越来越退化，越来越依赖照顾者，最终连吃喝拉撒都必须靠人帮忙，照顾者几乎失去自由，完全被绑住。

"照顾者是隐形的患者。"王宝英一语道出照顾者承受的身心压力。许多看诊失智症的医师也会提醒自己一句话："当失智症患者走进诊室时，记住，'患者'有两位。"另一个"患者"就是照顾者。

彭仁奎说，有研究发现，失智症患者家属罹患抑郁症的比率，比其他慢性病患者的家属高，甚至整体死亡率也比较高。

很多照顾者一开始满腔热血，后来身心俱疲，疾病不比患者少，"常是患者看神经科，照顾者看精神科，甚至许多照顾者说：'他没走，我会先走！'"汤丽玉说。也有家属告诉她："如果能选择，我宁愿照顾失能卧床的患者，也不要照顾四肢健全，但是头脑'坏掉'的患者！"

【自我测验】
9 个警讯，提醒自己该放松了

陪伴失智老人是一件吃力不讨好的工作，照顾者会疲累、沮丧、想发飙，没办法跟患者、其他家人好好说话，甚至想一走了之。

请用下面 9 个问题确认自己的身心状态，别长期处在压力破表的边缘。

（　）1. 睡得好吗？
（　）2. 排便顺畅吗？
（　）3. 食欲好吗？
（　）4. 身体有没有出现其他不适？
（　）5. 除了因照顾患者而必须外出外，你有没有其他机会可以出门？
（　）6. 你能温和地对待家人吗？
（　）7. 有时间看报纸或电视吗？
（　）8. 有机会跟家人以外的人说话吗？
（　）9. 你能跟老人（失智症患者）好好说话吗？

解答：如果答案多是否定的，就表示照顾者的压力太大了，请找帮手分担照顾责任，也找机会自己休息一下。

压力从四面八方而来

长庚医院北院区失智症中心主任徐文俊说,照顾失智症患者最大的挑战是,随着病程进展,患者会表现出不同的症状,需求也不同,照顾者必须随之学习不同的照顾方式与知识。尤其失智症患者在经诊断后,平均可以活 8～10 年,这对照顾者来说,是沉重的照护压力。

同时,失智症目前无法治愈,看着自己努力照顾的家人不但没有变好,反而越来越糟,照顾者会很没有成就感,心情沉重。

方隆彰的父亲生前是失智症患者,因此方隆彰亲身体验到家属的压力来源和需求是多方面的,包括:

知识:什么是失智症?有哪些症状?怎么治疗?

医疗资讯:怀疑失智要看哪一科?哪位医师?

心理支持:怎样跟其他家人沟通老人生病的事实、讨论未来的计划、取得共识?

照顾技巧:要怎么照顾患者?去哪里学?怎么运用?不管用怎么办?

生活调整:为照顾患者,照顾者原来的工作、作息可能都必须调整。

人力协助:谁能帮自己一把?日照中心、本地或外籍看护,还是长期照顾机构?

财务问题:失智症患者有哪些补助可以申请?患者的财产怎么处理?

先善待自己,才能善待患者

无论如何,照顾者请别忘了自己。

"照顾好自己非常重要,先照顾自己,才有办法照顾患者。"王宝英说,很多照顾者太投入于照顾患者,忽略了自己的需要,长期身心过劳,导致渐渐失去耐心,往往为一件小事就跟患者发生冲突。

王宝英建议照顾者,趁患者休息时,自己也赶快休息;学习觉察情绪,找到放松的方法;更要常鼓励、肯定自己,"因为患者不会感谢你。"

照顾者该怎样善待自己呢?

1. 责任不要一肩扛

台北市南港老人服务中心主任李梅英在一场演讲中说,家里"心最软的",通常会一肩挑起照顾患者的责任,怕别人照顾不来。

张涵容说,照顾失智症患者是长期抗战,照顾者一开始一肩扛起,不借他人之手,一个星期、一个月可以,但超过一年恐怕就不行了。

"照顾者必须了解自己的极限,了解自己能做到什么程度。"台湾失智者照顾协会秘书长陈淑圆提醒。所以,需要家人分担照护工作时,请开口,哪怕一星期只有半天、一天的喘息也好。虽然分工很难完全公平,但至少当照顾者需要帮助时,不致孤立无援。

多位家属都说,他们跟其他家人形成的共识、默契是:有钱出钱,有力出力。兄弟姐妹各尽本分,心安就好。

2. 放宽心,也放过自己

很多照顾者会自责没有照顾好患者,陷入"如果我当初……他现在就不会这样"的罪恶感中。

李梅英遇到过一位照顾重度失智母亲的家属,母亲已没有吞咽功能,容易呛到,医师建议插鼻胃管,以便喂食流质食物。但她儿子不忍让母亲插鼻胃管。

后来母亲果真呛到,急救救回一命,在加护病房住了10天。儿子十分自责,后悔没让母亲插鼻胃管。李梅英劝他:"你是希望母亲没有痛苦才决定这样做,你的起心动念是为了她好,就不需要自责了。放过自己吧。"

失智症造成的失忆状态,往往也让家属为患者感到遗憾、难过,觉得他们很可怜,一定很不快乐。

不过，不妨想想失忆的好处。比如，过去人生中不愉快的事，他们也都忘了，再也没有爱恨情仇的包袱。"失智是一种美丽的遗忘。"方隆彰形容。"搞不好他们比我们更快乐！"赵素绢说。失智者也不再需要为生离死别悲伤。萧秀华的公公失智多年，后来小叔过世，公公浑然不觉丧子之痛。"那时我才明白，失智何尝不是上天的恩赐，让一个老人忘记了人间的痛苦和哀伤。"萧秀华说。

方俊凯的外婆生前不但失智，后来还发现罹患乳腺癌。"还好，失智症让她的脑部已经退化到没有痛感了，这是'幸运'的。"方俊凯说。

欣赏他们的赤子之心

也不妨多看失智者可爱的一面。刘秀枝就很欣赏患者的赤子之心。

有一回她在看诊，她让一位老太太记住"皮包、眼镜、红色"，以测验她的近期记忆，结果老太太忘了"眼镜"这一项，刘秀枝提醒她："是我脸上的东西。"老太太脱口而出："黑斑！"逗得大家哈哈大笑。

失智者也常有独特的幽默感。有位奶奶参加活动时，听到工作人员用不太地道的台湾方言说"多谢"，就会回应："不能用

'刀射'，'刀射'会死人。"有她在的地方总有欢笑。

黄孝锵劝家属把心境放得超然一些，尽力帮患者提升生活品质，这样就够了。

很多家属最害怕、最难接受的，就是有一天，血肉至亲看着自己，却一脸茫然，也叫不出名字，形同陌路。郎祖筠的父亲郎承林生前失智，郎祖筠曾表示自己天不怕、地不怕，就怕爸爸忘了她。

然而，忘了至亲、叫不出名字或张冠李戴，却是重度失智症患者必然发生的状况，家属也只能慢慢接受。但这并不妨碍家人向患者表达情感。

纪录片《被遗忘的时光》中的主角之一景珍奶奶，重度失智后，女儿张淑洁每周去养护中心探望她，她会对女儿笑，但似乎不太认得女儿。

"我已经有心理准备，所以不会太难过。我不会因为她忘了我，而不跟她互动。我还是会叫她妈妈。"张淑洁说。

她推着母亲的轮椅去养护中心外面，跟她说话、晒太阳、帮她按摩脚部、看来往行人，每次看到幼儿，妈妈似乎特别开心。

"以前，你牵着我的手，陪我长大；现在，换我牵着你的手，陪你终老。"张淑洁感叹说。

（张静慧）

请给"无名英雄"掌声

彭仁奎不时在诊间看到这样的情景：一群家属陪着老人来看病，如果老人的病情不见起色，几个家属就会用严厉、责备的眼光扫向照顾者（家人或看护），好像在说："你怎么把他照顾成这样？"让照顾者倍感压力。彭仁奎会赶紧帮照顾者讲话："能照顾到这样已经不错了，她（照顾者）很辛苦、很尽力了。"

还有海外亲友回来，看到老人便说："爸爸怎么变瘦了？"你一言，我一语，或许没有责备照顾者照顾不周的意思，但往往还是让照顾者听了很不舒服。

更有亲属不了解也不体谅照顾者的辛苦，听到照顾者诉说照顾患者的压力，不但不安慰，反而说："好好照顾爸妈是应该的，你还抱怨什么！"

如果，其他家属能帮忙照顾失智者，请自告奋勇，让主要照顾者有机会休息；如果帮不上忙，也请别"只出一张嘴"，冷言冷语，用高标准要求照顾者。

"要讲话的人，请先分担照顾责任，每星期照顾患者一两天。亲自照顾失智老人，才会知道有多难、多辛苦。"汤丽玉说。

照顾者要的其实不多。"如果能讲一句贴心的话，我做到死也甘愿。"一位家属说。

照顾者是失智老人背后的"无名英雄",请肯定他们的辛劳,分担他们的负担。

(张静慧)

陪伴你,是我的福气

失智症患者家属的真情告白

汤丽玉说,照顾失智家人是辛苦的,但是在认清疾病影响、抓住照顾窍门、善用社会资源之后,有些家属其实很享受与失智家人的亲密关系,觉得自己很有福气,也很珍惜最后这段跟他们相处的时间。

刘秀枝是失智症研究的开拓者,也是失智症患者的家属,她的父母在八九十岁先后失智,都是她亲自诊断的。"失智症也有它慈悲的一面,"她说,"它慢慢发生、慢慢退化,让人有时间准备,不像心脏病,发作几分钟人就走了。"

失智症让家人更凝聚。在母亲诊断出失智症后,刘秀枝的二姐常回家,与大姐一起陪妈妈下馆子、出去玩,后来妈妈行动不便,二姐还是每星期回来陪她,留宿一夜再回自己的家。

陪伴长辈，其实也是给下一代最好的身教。

"小孩都在看。"与轻度失智的婆婆同住的李小姐说。她发现，孩子们会学着帮忙照顾奶奶，也变得比较有耐心、有爱心，比如过马路时，会主动牵奶奶的手，呵护她。

照顾者往往也从失智老人身上学到宝贵的人生功课。"这是他们以生命教我们的。"王宝英说，接触失智者十多年，她学到人应该多创造幸福愉快的记忆，即使将来失智，忘记一部分的事，但剩下的仍然是美好的片段。她也更珍惜自己健康的时候，"健康活着，就是幸福。"

她感慨，家属对父母的了解非常有限，当养护中心的工作人员问家属患者的兴趣，不少儿女粗浅地回答"我爸爱看电视""我妈喜欢做家事"，好像儿女对父母的了解仅止于这些。

所以，她提醒自己，把握时间了解家里的老人，也要让孩子多了解自己。

（张静慧）

江宜桦：希望每一位失智老人都有一个喜欢的终老场所

半夜3点，江先生被电话吓醒，电话里，弟弟着急地说："爸爸又发狂，和妈妈起冲突了，快来呀，要出人命了。"他匆匆换好衣服，在高速公路上飞车，突然又接到电话，说："没事了，爸爸睡着了。"他又折返回家。

* * *

这样的电话，每周他都要接一两次。"我父亲年轻时是很勤奋的人，我无法想象他年老时需要如此费力照顾。"

父亲一开始是手抖、拿不稳筷子，就医诊断是帕金森病。没多久又有新的症状，门诊医师才问了几个简单的问题，如"今天星期几？你有几个小孩？"他就发现父亲失智超乎想象的严重，但父亲总是掩饰不说。

父亲记不得名字、数字、忘东忘西。接下来日夜颠倒，完全认错人，将他误认为隔壁邻居，将他姐姐误认为祖母，而且坚定地误认。然后，到处乱跑、偷拿钱、大小便失禁。常常半夜谵妄挥手打母亲，又觉得弟弟要害他，拿着棍子对空气打，"失智哪是'忘了你是谁'而已，原来还有那么多症状。"

父亲常出现幻觉、不讲理，他和姐姐常接到电话赶回家安抚，当时是大学教授的他身心俱疲。没多久，他父亲三度小中风，无法行动送至安养中心,而后更加恶化,送至养护中心。这样的经验让他深知,家中只要有一个老人出状况,全家人都会被绑住,先别说什么实现梦想了,从此就连出趟远门都是奢侈。

身为失智症患者家属,江先生在接受《康健杂志》的专访时,谈了自己的感受:

"大家要趁中壮年时期把运动习惯养好。如果到了要被照顾的时候,我希望不要依赖我的子女,要让他们想做什么都可以去做,不致被父母的状况绑得死死的。我和我太太去找一个喜欢的护理机构,高高兴兴去认识新朋友。所以这一代人现在就该开始做些事,让护理机构不脏不臭、安全有趣,大家未来不需要花很多钱,随便挑都能挑到喜欢的终老场所。"

(黄惠如)

Ella(艺人):你忘记没关系,我帮你记得

她刚嫁到村子里时,村子里的人都在问,那个又漂亮、皮肤又白的女孩子是谁?

为了这个家,她每日勤奋下田,就算皮肤晒得又黑又粗,也不在意。

她其实个性凶悍，嗓门很大，只要有人欺负她家人，她可以拼命。

她家是三合院，孙子、孙女有时候会跑过来和他们一起睡觉。早睡的她，轻声细语地叫爱看电视的老公"上床休息了，明天还要下田"，老公不理，她开始威吓，然后狂吼，但老公还是盯着电视看。孙女不知道这是他们的相处模式，一个晚上忙得不得了，一边去安抚奶奶，叫奶奶不要生气，一边叫爷爷快回房间陪奶奶。

她老公得急性白血病过世后，有时，她会拍拍床边的空位，叫他的名字。

＊　＊　＊

Ella 现在是爷爷和奶奶的记忆库，为他们保管记忆，因为爷爷已于 2010 年过世，而奶奶失智了。

"有时候会觉得奶奶这样也是好事，可以永远记得开心的，但又会想，如果她记得不开心的，不就困在记忆里了吗？"没想到青春活泼的 Ella 竟会反复想这些。

生命无法回头，只能向前走。在接受《康健杂志》的独家专访时，Ella 不知说了多少次，"奶奶衰老的速度很快"，她每次见到奶奶都觉得她又老了一点。

就像她为天主教失智老人基金会拍公益广告里面的台词："长辈的记忆就像一桶滴落的水。"画面里，她盯着那桶滴落的水,其实她想到奶奶就是这样。

从只是忘东忘西,到脾气变坏,到骑脚踏车跌倒,到认错人,全家措手不及。后来在 Ella 的坚持下,请了保姆,照顾吃饭、洗澡、大小便都得靠人帮忙的奶奶。

Ella 感伤,每见一次就少一次,所以每次回家,都特地开车载奶奶出门兜风,还带奶奶回到奶奶的娘家。

爷爷去世前,爱坐明知是推销的电疗椅,其实是寂寞,喜欢去和一群人聚会并唱歌,还带这个艺人孙女去向朋友炫耀。Ella 特地帮他录下他唱歌的影像,后来竟成告别式上使用的画面。

还好 Ella 的爸妈身体很健朗,不需让 Ella 太担心。

爸爸一向懂得安排自己的生活,采访中 Ella 打电话确认细节,爸爸就说他正在听音乐。

Ella 原本比较担心妈妈,有时妈妈叫她的名字,连叫了姐妹三人的名字才叫对,叫她心惊。还好妈妈最近学了电脑,开了微博,常要动脑写文章和 Ella 的歌迷互动。妈妈也为了降低甘油三酯,积极减肥。

"不管我做什么工作,还是要回家。我的一切来自这个家,我所做的一切也是为了这个家。"

我们都需要一个可以回去的地方。

(黄惠如)

苏妈妈：是我拖累他，不是他拖累我

苏伯伯和苏妈妈的组合就像一般家庭的夫妻，先生寡言木讷，太太灵巧机敏。

苏妈妈到哪都想和苏伯伯一起去，2010年他们去了4次花博会，也进行了2次冒险之旅，走步道和溪底，路很难走，但还是成功了。

苏妈妈报名参加任何活动前都向主办单位说，苏伯伯记忆不好，但体力还可以，敦厚的台湾人依旧派出导游小姐和司机在旁保护，让苏伯伯完成全程。

"不是我照顾他，是我们互相陪伴。"苏妈妈说，苏伯伯经历4次中风后失智至今，已经是中度失智。

* * *

几乎每个失智症患者的家属一开始都走过这段旅程，很想两个人一起"走"，这个"走"，指的是绝境。"老公是我们依靠的人，一个女人后面没有依靠……"言至此，苏妈妈哭到要找面纸。

苏伯伯刚失智时，家里经济顿失重心，苏妈妈很想快点回去上班，苏伯伯的中风和糖尿病有关，苏妈妈以为只要把苏伯伯的糖尿病控制好，就能恢复正常生活，怎知苏伯伯的身体每况愈下，每天眼神呆滞在客厅坐一整天,"有体无魂"。儿女都在外地上班,苏妈妈不知道这条路怎么走。

直到某次复诊,苏妈妈还是向医师嚷着她何时才能回去上班?医师试着问,要不要开抗忧郁的药给你?苏妈妈一惊,说不要,医师说,那你需要调适一下。医师给了苏妈妈失智症协会的资料,苏妈妈开始上课学照顾技巧,才知道每个失智症患者都不同,要依照个性、情况量身定制。

第一个难关是苏伯伯要戒烟。

苏伯伯是老烟枪,失智后还是有烟瘾,忘了自己抽过了,每天抽二十几根。医师强烈要求其戒烟。连一般人都很难戒烟,何况失智症患者。

一开始,苏妈妈把所有的烟藏起来,但苏伯伯会自己偷偷出门去买。后来,苏妈妈跟商店联手不卖烟给苏伯伯,哪知苏伯伯还是难挡烟瘾,到街头巷尾捡烟蒂抽,苏妈妈只好追着他,连上厕所都不敢去,讲到这里,苏妈妈难掩难堪,说那段时间,她很想死。

苏妈妈后来很骄傲,因为她让苏伯伯戒了烟。

她让苏伯伯教她打麻将,故意东问西问,让苏伯伯很有成就感,一旦苏伯伯烟瘾上来,开始躁动,就泡茶吃小点心拖过。这项活动有时改成唱卡拉OK或玩别的游戏,一年后苏伯伯终于戒烟成功。

苏妈妈的机敏，也发挥在让苏伯伯记住地址和电话。

每天她和苏伯伯都要拜祖先，苏妈妈念一句，苏伯伯跟一句，于是苏妈妈就在拜祖先时说家里的地址和电话，久而久之苏伯伯就记得了。

要参与相关课程，苏妈妈也知道绝对不能说是去"上课"，而是夸奖他歌唱得好，所以帮他报名参加了合唱团，习惯之后，每次要出门上课，苏伯伯都主动穿得漂漂亮亮地等着。

苏妈妈说："他被我连累，不是我被他连累。"是因为之前不知道照顾技巧，自己情绪不稳才让他情绪也不稳。

最近，苏妈妈想去上家属课程，苏伯伯也全程乖乖陪在旁边，"我很感谢他，他愿意陪我，我才能来上课。"

苏伯伯年轻时在火车站做女用内衣的业务，寡言害羞的他靠着实在公道，竟也业绩不差。即使被疾病摧折，苏妈妈眼中还是看得到年轻时的苏伯伯。

（黄惠如）

多一点温柔，多一点爱
替父母找照顾人员

父母年纪大了，吃饭、洗澡、就医，或者卧病在床，随时需要人手照顾，儿女无法守候在身边，该怎么办？

《看不见的角落》一书的作者陈维恭，经常在急诊室遇到独自来看病的老人，上洗手间无人可搀扶，只好要求医护人员帮忙。陈医师问老人："儿女在哪里？怎么没人陪你来？"大都回答说："只有我一个人住（或只有我跟老伴住），儿女在外地工作。"

有一回，陈维恭急救一位吞安眠药过量的婆婆，"你都活到90岁了，为什么还想不开呢？"婆婆伤心地回答说："活着很没有意思，因为一直死不了啊，才想自杀！"

陈维恭不禁感慨，老年得到的究竟是"更长的等待（死亡）"，还是"更长的快乐"。

"我访问过这么多家庭，很少看到真正全力照顾老年父母的子女，他们大多有自己的家庭和工作要忙碌。"有十多年照顾经验的台东基督教医院"一粒麦子基金会"督导谢秀娟，经常提醒老人要活得健康，最好不要生病，否则，照顾问题会变得十分棘手。

日本知名的理想派社会写实漫画家草花里树，曾以老年看护为主题绘制了一系列漫画《看护工向前冲》，主角是一位18岁的高中毕业生"百太郎"，对人生充满迷惘，进入照顾行业后受到极大的冲击与领悟，从此改写人生。

家里已80岁高龄的祖母对着百太郎哀哀哭诉："管它什么父母之恩，根本就是能利用就利用，用完之后仿佛是个累赘，岁月不饶人，老了真是没用啊，真想突然暴毙！"听到祖母这番话，百太郎心如刀割。

是啊，谁都无法逃避年老。

老龄化社会已锐不可当，未来需要更多的照顾人力。

某一天傍晚，下着大雨，兆如老人安养护中心安养部的主任蔡银正在替一批受训的学员示范如何替卧床的老人洗头。

"先准备好三条毛巾、两个水桶、水瓢、吹风机、洗发精，然后，把老人的枕头拿开，但另一只手一定要从后面扶住老人的肩颈，再把洗头槽放在颈部后面的凹处，脖子四周围铺上毛巾保护，头发打湿之前要先测试水温……"

护理长出身的蔡银，对着28位打算加入照顾行列的学员详细地解说每一个步骤，"记住，做任何动作之前，一定先跟老人说明清楚'我接下来要帮你做什么',以免老人不安。"她特别提醒。

除了热忱,还要情商

当照顾人员是有风险的,会经常碰到一些突发状况,譬如老人跌倒骨折或突然休克,临场反应与经验很重要,所有照顾人员必须接受心肺复苏急救训练以及简易的护理技术操作。

万一是照顾失智老人,有些老人会打人、咬人,做些出其不意的动作,大多数护理机构为了顾及安全,必要时会束缚老人的身体,把老人的手脚绑起来,但也被批评"不人道"。且看《看护工向前冲》中的一段:

桃代:"好好压住她,脱掉她的衣服,奶奶已经一个星期没洗澡了,用尽各种方法都行不通,只好来硬的!"

百太郎:"但奶奶也是女人,硬脱掉她的内裤,难道就不考虑她的自尊心吗?"

桃代:"我们也不想这么做,但还有堆积如山的事要做,人手不够啊!"

有品质的照顾要懂得运用技巧,诱导、化解、安抚老人的情绪。譬如,有些失智老人抗拒洗澡,就在浴室里放置乐器、铃鼓等,或者和他们讲笑话,猜谜语,声东击西,转移注意力。洗澡时,照顾人员站在老人的后方,避免视线直接接触,让老人觉得尴尬,并且戴上手套,不要直接碰触皮肤。有些老人不喜欢被人碰触私密部位,则尽量让老人自己动手,除非手脚不便,才由照顾人员代劳。

"照顾工作除了热忱,还要有情商。"台中市东势区信义老人养护中心院长张宪文形容,对待老人就像小孩,要哄他、称赞他,不能凶,不能骂,"我们绝对禁止照顾人员对长辈语言暴力。"他强调。

信义老人养护中心的患者大多为中、重度失能或失智老人,张宪文经常对照顾人员耳提面命,"将心比心,以后万一我失智了,拜托对我多些温柔,多给我一点爱心与同情心。"

照顾人员难免会有职业倦怠。为失智老人提供居家照顾的弘道老人福利基金会服务处主任刘培菁指出,照顾人员平均"职业寿命"约为3年,折损率不低,有人因职业伤害离开,譬如腰背、手肘扭伤,也有人认为没有得到合理的报酬,付出大于实质收入,"但弘道的离职率不到10%,人员一直在增加。"刘培菁觉得很安慰。

弘道留住人才的做法是,订出奖惩标准,每半年固定由督导或社工员考核,表现优良的服务员可得到奖金、福利,可以去旅游、学习、观摩,还有每年的表彰大会,"要想办法找出诱因,激发他们的潜能。"刘培菁说。

照顾工作具有社会意义,甚至能提升个人价值。

百太郎替洗完澡的泽田奶奶吹干头发。

"洗得舒服吗?"百太郎问。

"嗯,好久没有这么舒畅了,谢谢你,活着真好呢!"看到泽田奶奶脸上洋溢幸福的表情,百太郎泪如雨下,同时也得到激励:"看护老人的工作真的很有意思,我会继续努力。"

有人则是天生喜欢照顾长辈。谢秀娟从第一线基层的病房和居家服务员做起,目前在山地部落老人社区日托站工作,家人也跟着一起担任义工。她根据多年经验悟出心得,"照顾工作的精髓,就是让长辈的晚年生活有更好的品质和尊严。"

谢秀娟正在大学社工系深造,希望自己的照顾水准更上一层楼,"我的人生就是要做为老人服务的工作。"这位40出头的女人闪着深邃的大眼说,而此时她已是3个孩子的母亲了。

(王梅)

吴秀纯：失智老人救了我

"是那位失智老人救了我，我很感谢她。"为失智老人服务超过7年的吴秀纯说。

吴秀纯黑黑壮壮，笑声洪亮，第一眼会觉得她是熟稔人情世故的生意人，不像是一般印象中慈悲佛心的服务员。

的确，吴秀纯曾经在某市场做生意，也曾开过家教补习班，原本想单身一辈子，谁知被父母逼迫嫁人，结婚后丈夫对她很不好，还欠了一屁股债。吴秀纯身心俱疲，浑身不舒服，跑医院看病一年多，找不出原因。曾经跳淡水河，3次淹到胸口又回头了。

她好友邀她一起去服务失智老人，她回绝，一来个性不适合，二来连自己的长辈她都无法做到把屎把尿，何况陌生人。后来，好友再度怂恿她，至少出来上课（其实是受训），不要闷在家里。

这一出门，开启了她的服务路，她的专业也让她的主管黄也贤赞不绝口，想请她担任讲师，为新进的照顾人员上课。

她的第一个服务对象，家在偏僻山坡上，光上山都要1个小时。一看到老婆婆，她吓了一跳，因为老婆婆关节已经挛缩，身体窝成一团球，连要帮忙擦澡都要拍松关节后，才能擦。

她的服务项目是必须帮老婆婆喂食、擦澡、换尿布和洗衣服，但她发现老婆婆冰箱里什么都没有，第二次去服务时，她自费买了肉松，并备了两份便当和老婆婆一起吃。没想到当她喂食老婆婆时，老婆婆说："不敢吃，会被打。"她赫然发现，老婆婆的手臂内侧有瘀青，她怀疑这个失智老人遭到家暴。

她询问老婆婆的媳妇，媳妇否认，但至少对老婆婆疏于照顾，例如上次服务时帮她换的尿布，由于不小心扯破了，吴秀纯用胶带贴着，下次来，还是同一块尿布，导致老婆婆的褥疮越来越严重。她质问媳妇，媳妇还是否认，但"越杠我越有精神"，吴秀纯说从此忘了自己的债务和病痛。

老婆婆的褥疮严重到非送医不可，没想到医院不收低收入户，她又杠上医院，非要医院清疮完毕，她才离开。

她是吴秀纯照顾的第一位失智老人，她每阶段都要照顾大约8位老人，其中有两位是失智老人。

吴秀纯用她多年来做生意培养出的对人的灵敏性照顾失智老人。例如，有位婆婆突然狂哭起来，因为她找不到"我的人"（指的是她老公），偏偏她老公就在身边，但她说那是她公公，不是"我的人"，吴秀纯让她老公牵一下她的手，因为公公绝对不会牵媳妇的手，那么她就能确认那是她老公。

很多照顾人员会被失智老人怀疑偷钱，吴秀纯就会拿一把椅子让老人坐在她视线范围内看她做事，也防止老人不小心跌倒。

"面对失智老人,就像每天都在考试一样,有时候是考数学、有时候是语文。"吴秀纯形容。

还有老人不洗澡,无论怎么劝,她都说她洗过了,吴秀纯就邀她去拜妈祖,但拜妈祖前要洗澡,老人就会答应,每次吴秀纯去服务,老人就知道今天要"洗身体、拜妈祖"。

"是这么多人成就我们,不是我们服务他们。"吴秀纯说。

(黄惠如)

蔡文仁:从电脑维修到照顾失智老人

蔡文仁原本是电脑维修工程师,踏入照顾老人领域完全是无心插柳。他曾在三家不同的电脑资讯公司服务,其中倒了两家,还有一家缩编减薪。蔡文仁与朋友转而自行创业,但收入入不敷出,最后干脆认赔结束,回家照顾轻度中风的父亲。

没想到,父亲由中风逐渐转为失智,后来又并发感染过世。蔡文仁暂时赋闲在家,有一天,太太看到职业培训中心招收学员,因为他有照顾父亲的经验,鼓励他去学习专业的照顾技巧。

面试当天,主考官要求他做一些基本动作,譬如把一堆书由低处搬往高处,观察他够不够细心、有没有注意保护自己的腰背、平衡感好不好……通过面试之后,又连续一个月受训和实习,终于拿到结业证书。

蔡文仁申请到兆如安养护中心工作,主管开门见山问他:"这个行业很辛苦,要打扫环境,还要把屎把尿,你做得来吗?"他回说:"既然别人都可以,我应该也可以。"

不过,蔡文仁太高估自己了。第一天上班,看到失能、失智老人吐得满地秽物,还有的身上沾了排泄物,甚至有些还有一些不寻常的举止,他就想"夺门而逃","那幅画面冲击实在太大了!"他毫不隐讳,每天下班回家都强烈怀疑,"大概撑不到明天。"

如今,他不但撑过许多"明天",而且越做越有劲,还被提拔为组长,手下带领9位照顾人员,负责照顾44位失智老人,并且通过了照顾服务技术技能检定。

许多家属对失智老人束手无策,蔡文仁却处理得驾轻就熟。问他秘诀是什么?"爱心、耐心与同情心,用平常心去对待失智老人。"他一语概括回答。

失智长辈只是脑部生病,行为语言表达有困难,辨别能力有障碍。他们过去也曾叱咤风云,譬如2009年诺贝尔物理学奖得主"光纤之父"高锟,也是阿尔茨海默病患者,"每个人都会老,这是生命的自然现象,我希望以后别人也可以好好照顾我。"蔡文仁语重心长地说。

几乎蔡文仁的所有朋友都为他选择的工作跌破眼镜,"你怎么能放下身段做这种工作?"他很想大声告诉这些朋友:"既然连我都能做,你们也来试试看!"

(王梅)

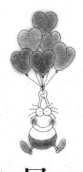

【附录】
日本和瑞典如何应对失智症

失智，日本全国都在行动

日本厚生劳动省在 2005 年发起，由民间响应的"失智症百万支持者计划"，没想到不仅提前达到目标，更有 300 万人成为失智症的支持者。

日本现今失智老人约为 240 万人，以后失智人数还将推高，现在的景况被日本政府形容成到达"失智高峰的前夜"。

因此，在厚生劳动省老健局下设"失智症·防止虐待对策推进室"。政府照顾失智症的基本想法就是"维持失智症者的尊严"。

实际的做法是设立和地方密切连接的服务与机构。

日本目前供失智老人共同生活照护的机构共有约 1 万所。团体家屋每间都是单人房，通常以 4~9 人为一个单位，一个单位的老人享有共同客厅、饭厅，可以和照顾人员一起煮饭和做味噌汤，以保持失智症患者的生活基本功能。

基层医疗的家庭医师也参与早期发现的支援体系。家庭医师不仅要和失智症专科医师合作，也要和地方负责保健、福利、医疗的地方机构合作。

全民选出"认知症"新名称

虽然日本看来积极面对失智,但在过去日本对失智有个"退步"的名称,就是将失智称为充满偏见的"痴呆症",但他们却用"进步"的方法做了更改。

一开始由专业团体如认知心理学会、认知科学会、基础心理学会提出"痴呆症"的名称不恰当,建议改名为"认知失调症"。

日本厚生劳动省从2004年6月开始广征各界意见,甚至网络、博客也成为征集意见的通道。于是除了"认知"之外,也有人提出"记忆""脑机能"等名称。

媒体也加入讨论行列。例如《朝日新闻》出专栏反对取名为"认知症":"就像气喘被称为'呼吸症'一样奇怪,无法解释是什么疾病。"

几个月的讨论后,虽然"认知障碍"的票数最高,但自由提案的部分和"认知症"有关的票数最高,因此最后还是选定"认知症"取代"痴呆症",厚生劳动省失智症对策专门官佐佐木健解释。

趁着改名的契机,厚生劳动省开始"了解认知症一年计划",通过资讯传播,让民众更深入理解失智的同时,也能和地方社区组织、企业一起打造对失智症友善的城市。

"要应对失智症，非要全体一起合力不可。"厚生劳动省老健局局长中村秀一说。

例如，社区的居民如何因应失智老人走失？如何防止黑商家欺诈失智老人等，都需要社会全体守护和支持失智老人。

此时，民间也发挥"啦啦队"的角色。以公益团体微风福祉财团理事长崛田力为首，与日本银行家协会、医疗、福利团体合力成立了"打造即使得认知症也安心百人会议"，由崛田力担任百人会议议长。

百人会议下设 4 个子计划：认知症百万支持者计划；打造即使认知症也安心城市计划；认知症本人支援网络；推进活化认知症本人及家属力量照护管理。

"失智症不只是失智症患者自己或家人的问题，也是全体国民人生最终如何安心度过的问题，日本的要务就是建立即使得了失智症也能安心生活的社会。"崛田力说。

之所以如此大力倡导互助社会，是因为崛田力年轻时，任职于日本驻美大使馆，当时全家一起赴美，两个小孩既是瘦小的外国人，又不会讲英文，却通过社区的义工，迅速融入当地社会，"如果在日本，这种情况一定会被欺负。"崛田力心中充满感谢，也暗自下决心有机会一定要在日本推动义工运动。

只要有心，任何城市都可以成为守护失智老人的生力军。

位于九州的大牟田市便获得了"打造即使失智也安心的城市计划2006年首奖"。担任评审的崛田力说,大牟田市最可贵的是所有的做法是由下而上形成的,并非由上而下指示去做,这样才不会因为政权移转而改变。

领先全日本的"大牟田方式"

大牟田市由九州的福冈国际机场进入,再转搭电车约1个小时可到达。过去是煤炭产地,煤炭业没落后,年轻人口外移,以致老人比例高达29.8%,65～69岁的失智老人更高达7%。站在大牟田市街头,几乎来来往往都是老人,是很特殊的体验。

启动大牟田市失智症相关活动的关键人物,就是当时失智症照顾研究会代表大谷留美子。

大谷留美子原本是某家整形外科的护理长,在这家以截肢等医疗整形为主的外科,常会遇到高龄的失智症患者,但不知如何应对,于是她去丹麦学习失智症照护。

一回国,大谷对专业人士开设失智症相关读书会,一来就是上百人,她才发现在第一线和失智症患者接触的医疗、专业照护人士其实有很大的压力。

不久大谷和老人院、市公所共同成立了失智症照顾研究会,这也是官民协力的一个代表。成立之初便对全市发出问卷,很多家属回答"家里已经受不了了"或"需要支持"等。

医院、机构的看护和照护工作者也反应照顾失智症患者很困难,这些声音透露出无论是医疗或照护很难做到以失智症患者为中心。

大谷于是从丹麦引进"失智症整合者制度","这个制度是日本的先驱,"原本任职于厚生劳动省、转任大牟田市保健福祉部参事的池田武俊说。所谓"失智症整合者"需要受过专业训练,了解失智症患者的心情与需要,因此能从行政体系、专业体系(如医疗、照护)中协调并提供适合的帮助。

任职于整形外科的看护师羽称田理惠是一名失智整合者,她在接受访问时说,以前失智症患者来就医时都会激烈反抗,医护人员总是"治疗"优先,不太考虑失智症患者的感受。接受过失智症整合者训练后,才知道失智症患者虽然记忆力、判断力下降了,但"人心永远在"。

遇到激烈抵抗的患者,只要有人轻拂他的头发、安抚他的情绪,患者情绪就会缓和下来。

孩子眼中看失智

另外,在问卷中也有高达 1/4 的家庭回答,希望"增加儿童、青少年与失智症患者接触的机会"。

于是大谷留美子组织包括幼儿园小朋友至高中生在内的共20人,一起创作了描写失智的"心永远在"绘本。"别以为小孩子不懂,他们不像大人对失智有先入为主的偏见。"大谷留美子说。

绘本是从一个小男孩的眼中来看失智的爷爷。爷爷常常漫走迷路,每次爸妈都要到派出所才能领回爷爷。但小男孩说:"爷爷和小孩一样,想去黑暗的街上冒险。"而且他查了字典,漫走(日文意为徘徊)指"在广泛的范围快乐地来回游走"。

大牟田市的中小学课程,除了从绘本学习失智外,也要去参观失智症养护中心,或去同学家拜访失智老人。

家长都同意这样的课程吗?"学习和不同的人相处也是学习的一部分,况且家长反映孩子学了失智相关课程后,更能和家中祖父母相处。"米生中学前校长川满加代子说。

初三学生末田夕贵就是一例。她家中就有失智的祖父,"以前不知道祖父为什么老是动不动就生气,原来他患失智症,对环境不安才会这样。"她说。

问另一个学生池田菜津野"万一自己得失智症怎么办?"清秀的她眨着大眼睛回答:"如果我得病,可能自己也不知道怎么一回事,但我希望尽量不要给别人添麻烦。"

除了对年轻人推广失智教育,大牟田市为因应急增的走失老人,发起"人情网络",警察、消防、学校、车站、便利商店、出租车公司、快递一起联手,每年3次模拟寻找走失老人训练。

他们设计了寻找走失老人的标准流程,万一家中老人走失,通报警察局之后,警察局联络此"人情网络",全市便开始启动搜索。

末田夕贵说,经过模拟训练,她才知道遇到迷路的老人应该以笑脸打招呼,因为当自己的名字被大声叫喊时,会更加恐慌。

此模拟训练在大牟田市发挥功效。有一年大牟田市发生26例老人走失,仅2例遗憾地没有找回,其他全部找到。

(黄惠如)

5个关键决策，让瑞典人失智也安心

黛丽丝穿着条纹的水手服，门上贴着"黛丽丝港口"，床边放了本读到一半的杂志，门旁墙上贴着她家人的照片，包括儿子、孙子，每张照片她都叫得出名字，当然还有她自己年轻时的照片，"我年轻时很漂亮吧。"她问。

她搬到照护机构露维莎花园已经两年了，交了很多朋友，但她抱怨就是没交到男朋友，问她为什么搬来这里，她回答得很巧妙："因为我必须来这里，但我喜欢这里。"

黛丽丝，90岁，失智症患者。

* * *

失智症是一种进行式的神经失调症，一开始磨蚀记忆力，然后慢慢摧毁脑部及身体的功能，至死方休。

老龄化比例高达18.5%的瑞典，每5.4个瑞典人就有1个老人，失智是第四大疾病，共有20多万人失智，每年新增约2.4万名病例。

失智症至今没有药可以治愈，只能用药延缓恶化，发病至死亡的时间缓慢而难以预测，因此，"唯有好的照顾，才是好的药。"露维莎花园的负责人派特罗·汉森说。

瑞典首都斯德哥尔摩，处处流露"活力老乐"气息。夏天，气温仅15℃上下，但晚上10点天才黑，清晨3点天就亮了，瑞典的夏天活动一个接一个，热闹异常。

阳光下，老人也趁着好天气出游。街上常看到老太太、老先生拿着政府提供的助行器上街访友、购物、看戏，甚至爬山。公交车也帮忙老人出门，斯德哥尔摩的公交车都是低底盘公交车，到站时只要一边倾一点，老人很顺利就能上车。

而且即使人失智了，瑞典社会对他们依旧友善。

瑞典隆德大学教授霍尔博格比较了欧盟国家的失智症照护制度，结论是，瑞典的制度整体而言十分完整，且比其他欧盟国家更优秀的是，提供了一份"安全感"。

安全感为什么重要？安全感如何建立呢？

关键1　失智症患者不是病号，而是市民，任何人都享有被照顾的权利

瑞典政府从20世纪30年代开始开启"从摇篮到坟墓"的社会福利制度，瑞典人从此无须为了生病、养老担惊受怕。

瑞典分为中央、县和市镇三级政府，最基层的市镇拥有地方

自治的传统。中央政府只订出框架,其他留给地方因地制宜,地方也可根据居民的需求,发展适合地方的服务。照顾成本的71%来自地方政府的税收,市民仅需自费负担3%。而地方政府的税收也多数花在老人和小孩身上。

从一开始发现失智症状,瑞典政府就把投资花在正确诊断上,因为失智症种类复杂,所谓正确诊断是指,除了认知、身体功能的简单评估之外,还要做脑神经检查、脑部造影、生物标签和脑部功能造影等精密检查。

如此一来,瑞典每年增加7000个检查和5900万克朗的成本,但瑞典政府觉得很划算,因为正确诊断之后,可以给予适宜的照顾,并减少之后的医疗支出,反而降低成本。

接手的多元照顾团队,也以个人为中心。此团队会针对个人药物治疗、认知、身体功能与整体健康状况、行为改变,至少追踪一年,确保给出的服务符合患者与家属的需要。

所谓个人化照顾,是指详细了解患者的需求,"每个人都有每个人的故事,要找到他身上的密码。"汉森说,用时间了解每个老人的特质、背景,甚至生活癖好,才可能好好照顾他们。

因为"失智症患者不是病号,而是市民。失智症患者以市民而非病号的身份活着"。

关键 2　照顾体系多元质优，即使中年人失智也能得到照顾

正因为长达 80 年打下的社会福利底子，加上瑞典老龄化来得比亚洲国家早，使其失智照顾体系品质均一，而且多元。

傍晚，温暖的斜阳下，我们到达位于斯德哥尔摩市东方的赖默斯霍尔默岛，走进早发型（65 岁以下）失智症日照中心。手拿望远镜、身材瘦挺、40 岁左右的男子对我们微笑，用英文说"Come in, come in（进来，进来）"，他不是工作人员，是患者。

早发型失智最令人心惊。想想在工作岗位辛苦工作的你我，有一天失智了，这个社会、职场会怎么对待你？虽然早发型是失智症人群的少数，但瑞典早在 20 年前，就已经服务于他们。瑞典真的已经做到极致了。

这里每天只有 8 个患者，却有 5 个工作人员，几乎一对一照顾。"因为早发型失智，和一般的老年型差距很大，他们还有很多愿望要去实现。"负责人邬拉·柏格曼说。

早发型失智症日照中心成立最大目的是，维持他们和外界交流的机会，不让他们感到孤独，其实每个人都知道自己得病了，"多去参观博物馆、美术馆，趁我还明白的时候。"一位早发型失智症患者说。

虽然早发型失智这种病很恶劣，平均 1～4 年就会恶化成中重度，患者不得不住进护理机构接受照顾，但"无论你病到什么

程度，你都还可以做些事，我们也还能为你做些事"，柏格曼说。

瑞典失智照顾的多元化，在居家照顾中也看得见。瑞典的老人喜欢住在家里，因为有自己的家具、照片、书籍，可以去习惯的公园、市场，因此居家照顾老人成为主流，65岁以上老人使用居家照顾服务的比例高达93%，远远超过机构照护。

即使失智也不例外，在1992年，瑞典就有居家照顾团队专为失智症患者上门服务。负责斯德哥尔摩市南区大岛的索德失智专业居家照顾中心每天为100个失智客户提供上门服务，全年无休，严重个案每天可探访6次。

为什么挑困难的市场切入？"因为失智症患者需要被正确对待。"主任威斯琼说，失智症患者被正确对待后，可以调整好自己的作息与生活习惯，善待家属。

关键3 照顾人力专业，关怀与理解是失智照顾的两根支柱

除了照顾体系，照顾人力更是成功关键。

瑞典皇后西尔维亚的母亲晚年失智，西尔维亚曾经公开承诺她会在失智症方面努力做事，直到生命最终，她也因此赢得尊敬。

她于1996年成立失智症学校，对护士、日照中心的照顾员进行为期两年的失智训练，特别强调"关怀和理解"。因为"关怀和理解，是维护失智患者健康、尊严的两根支柱，而不只是医

疗照顾而已",西尔维亚皇后说。

关怀、理解,让护士、照顾员面对失智症患者谨慎而用心。每个日照中心、失智症机构、居家服务的工作人员,几乎都会提到他们在这个失智学校的训练。

例如,露维莎花园的负责人汉森说,身体语言很重要,视线要和失智老人处于同一水平线上,要坐在床边说话,常拥抱他们,摸他们的脸。

词汇选择也要谨慎。例如不要说"我们去上洗手间",失智老人可能会无法明白"我们"是什么,而要说"我来帮你上洗手间"。

尽可能保留失智症患者的行为与认知能力。早发型失智症日照中心的柏格曼强调,"我尽量延迟出手帮忙的过程,但又要密切注意所有细节,真是微妙的两难。"例如,只要老人家还能刷牙,就不出手帮他刷牙,等他走到浴室,不知怎么做时,工作人员就做出刷牙的手势,帮他记得刷牙该如何做。

面对失智症这个"世纪绝症",照顾者也能调适自身的疲乏困倦,让自己觉得工作很有意义并有成就感。一头银发、优雅如同电影明星的柏格曼说,看到有些患者早上很伤心地来,晚上很开心地回去,觉得自己的工作很有意义,"不是每个人都能安慰一个伤心的人。"

关键 4　支持家属，不让疲劳磨损亲情

失智症患者对家属来说是痛苦的负担。不仅要眼看亲爱的家人被疾病折磨得不可理喻，还必须 24 小时肩负起进食、清洁、穿衣、喂药等照顾责任。

虽然瑞典照顾系统完备，但瑞典政府依旧关怀非正式照顾者（通常是家属）的角色，并从直接与间接的协助，减轻他们的负担。

2009 年 7 月，瑞典社会服务法将市政府"应该"给予长期照顾老人或患者的人支持与协助，改成"将"，为了"将"这个字，瑞典政府每年多投入 1 亿克朗。

每个地方政府必须成立家庭照顾者中心，为家庭照顾者提供心理咨询、照顾咨询，并举办各种活动包括教导、烹饪、放松，也通过网络召开家属互助会议。

每个家庭照顾者身上都有一张家属卡，让家属随身携带，上面写上"我需要照顾的人、我和他的关系、紧急联络人"，家属万一生病或发生意外，医院及福利单位知道家里还有一个需要照顾的人，不致被弃之不顾，让每个家属有安全感，无后顾之忧。

关键 5　缓和医疗，失智症患者有尊严地走到最终

就算有了种种照顾，许多人都会同意，维持生命品质比延长生命更重要。只是，在失智症控制患者心灵之后，最后几年都会

因反复感染，只能在护理机构和医院的往返中度过。

晚期失智症患者迫切需要缓和疗法。"我们现在必须阻止失智症患者最终不人道、不舒适、没有尊严的死亡。"英国开放大学教授德瑞普分析来自瑞典、芬兰、英国等29个国家的资料后指出。

瑞典已经踏出一步。

在瑞典，失智症患者只要符合"吞咽困难、没有知觉、需要人喂食、长期躺在床上"其中两项，护理机构（并非医院）就可以和家属讨论安宁缓和疗法，不再做徒劳的抢救，不管那是你多深爱的家人。

因为"从诊断为失智的第一天开始，缓和疗法就开始了"，失智症是绝症，全部团队成员都是为了维护好的生命品质而努力，"瑞典优质照顾"研究员欧斯博格说。

露维莎花园有个失智症患者中风，家属与工作人员不叫救护车、不做心脏复苏手术、不送医院，而是陪伴患者宁静过世。

"失智症是个旅程，我们的目标是确保旅程中的患者与家属平安且安全，不论他们在哪一站下车。"西尔维亚皇后说。从上车到下车，都能舒适、自主、有尊严，这就是瑞典失智照顾体系安全感的来源。

（黄惠如）